# RÉSUMÉ

## D'ANATOMIE ET DE PHYSIOLOGIE

POUR SERVIR A L'INTELLIGENCE

DU

### MÉDECIN DU PEUPLE

ET DE

### L'HOMŒOPATHIE PURE

AVEC CINQ PLANCHES LITHOGRAPHIÉES REPRÉSENTANT TOUT CE QU'IL Y A
D'ESSENTIEL A CONNAÎTRE DANS L'ANATOMIE POUR LA PRATIQUE DE LA MÉDECINE

PAR

## LE DOCTEUR MURE

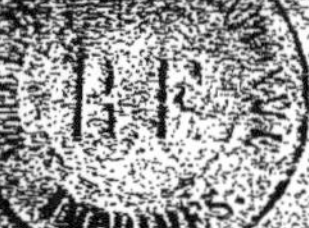

Fondateur du Dispensaire homœopathique de Palerme,
de l'Institut homœopathique de Paris, et de l'Institut homœopathique du Brésil, Président de l'Institut de l'Industrie

REVU ET MIS AU COURANT DE LA SCIENCE ACTUELLE,

PAR

## SOPHIE LIET

Élève et collaboratrice du Docteur Mure en Égypte, en Italie et en France.

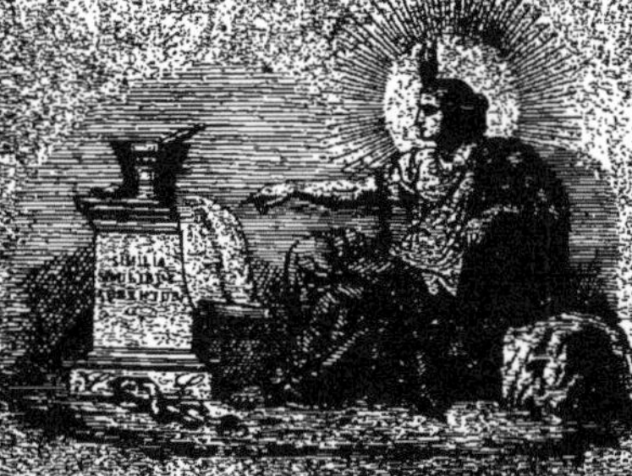

PARIS

J. B. BAILLIÈRE ET FILS

1864

# RÉSUMÉ

## D'ANATOMIE ET DE PHYSIOLOGIE

# ŒUVRES DU DOCTEUR MURE

*publiées d'après les manuscrits inédits, revus et complétés, par Sophie LIET, collaboratrice du docteur Mure en Egypte, en Italie et en France.*

**Le Médecin du peuple**, enseignement mettant à la portée des hommes de conscience et de bon vouloir les procédés les plus parfaits et les récentes découvertes de l'art de guérir, indiquant les moyens pratiques de traiter toutes les maladies de l'homme et des animaux selon les principes de l'homœopathie, in-18, prix : 5 fr.

**L'homœopathie pure**, exposé complet des connaissances nécessaires au traitement des malades, contenant la solution scientifique de tous les points encore douteux du nouvel art, la physiologie et la pathologie nouvelles, l'algèbre médicale et ses applications, les tables logarithmiques pour le choix instantané du médicament, etc., suivi de nombreux documents inédits, et orné de gravures, in-8°, prix : 7 fr.

## En Préparation :

**La philosophie absolue**, in-8°. Ce volume est entièrement inédit.

# ŒUVRES DE SOPHIE LIET

**Clef de la langue arabe**, mettant à la portée de tous par une transcription méthodique la *lecture instantanée* et la reproduction immédiate des textes arabes, in-8°, Paris, Ledoyen, 1860.

**Manuel homœopathique** à l'usage des familles, suivi de la liste et des propriétés des médicaments brésiliens et autres de l'école du docteur Mure, ou *Algèbre homœopathique*, Gênes, in-18, 1861.

## Sous Presse :

**Souvenirs** pour servir à l'histoire de l'homœopathie et à celle du docteur Mure.

# RÉSUMÉ

## D'ANATOMIE ET DE PHYSIOLOGIE

### POUR SERVIR A L'INTELLIGENCE

DU

### MÉDECIN DU PEUPLE

ET DE

### L'HOMŒOPATHIE PURE

AVEC CINQ PLANCHES LITHOGRAPHIÉES REPRÉSENTANT TOUT CE QU'IL Y A
D'ESSENTIEL A CONNAITRE DANS L'ANATOMIE POUR LA PRATIQUE DE LA MÉDECINE

PAR

## LE DOCTEUR MURE

*Fondateur du Dispensaire homœopathique de Palerme,*
*de l'Institut homœopathique de Paris, et de l'Institut homœopathique du Brésil, Président de l'Institut de l'Industrie,*

### REVU ET MIS AU COURANT DE LA SCIENCE ACTUELLE,

PAR

## SOPHIE LIET

*Élève et collaboratrice du Docteur Mure en Égypte, en Italie et en France.*

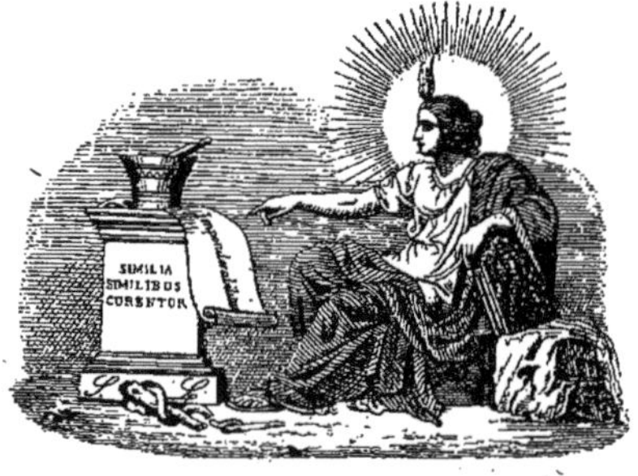


### PARIS

**J.-B. BAILLIÈRE ET FILS**
rue Hautefeuille, 19

LONDRES : BAILLIÈRE, TINDALL AND COX | MADRID : C. BAILLY-BAILLIÈRE
BRUXELLES : HENRI MANCEAUX — GUSTAVE MAYOLEZ

### 1883

# PRÉAMBULE

Collaboratrice enthousiaste du docteur Mure, dans toutes ses entreprises, depuis son premier voyage en Egypte jusqu'à sa mort, je puis dire hautement que mon devoir était de l'être encore en éditant les manuscrits qu'il m'a laissés et surtout l'*Homœopathie pure*, ce grand ouvrage qu'on peut appeler le *Testament médical* du docteur Mure. Ce qui m'a déterminé à ces nouvelles publications, ce n'est pas seulement la part que j'ai prise à l'extension que nous avons donnée à son premier travail ; c'est aussi l'accomplissement de sa suprême volonté et le couronnement de l'œuvre immortelle de Mure, à laquelle j'ai consacré ma vie.

Sophie LIET.

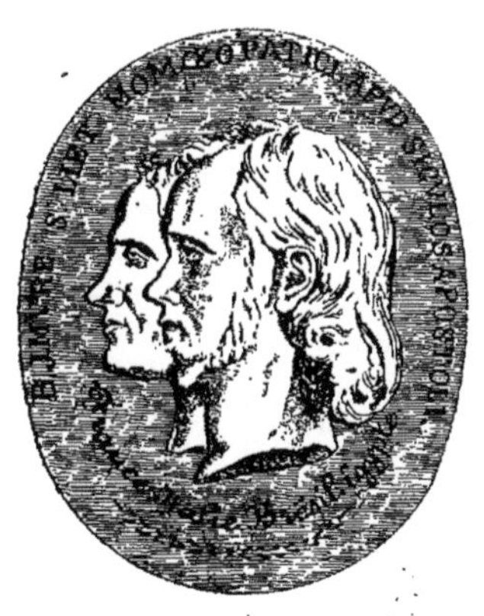

# RÉSUMÉ D'ANATOMIE ET DE PHYSIOLOGIE

POUR SERVIR A L'INTELLIGENCE DU

# MÉDECIN DU PEUPLE

Voici, pour l'usage du peuple, un petit traité d'anatomie rédigé de la manière la plus intelligible qu'il a été possible de le faire. En le repassant avec soin, il servira pour décrire exactement les maladies. On y a joint quelques idées de physiologie ou science de la vie, pour que l'on puisse apprécier quelle est celle des fonctions qui est altérée quand on éprouve quelque douleur.

Quant aux connaissances accessoires, que nous avons dû comprendre dans notre travail, nous avons cru faire une œuvre de haute utilité en les réduisant à leur juste valeur. Nous avons surtout cherché à amoindrir ce préjugé stupide, dernier argument de la médecine aux abois, que pour traiter des malades il faut être grand anatomiste. Il n'était pas croyable que Dieu eût exigé des connaissances si profondes, pour soulager une chose malheureusement aussi commune que la souffrance. Le don de l'homœopathie, fait à l'humanité, serait dérisoire s'il impliquait la nécessité d'une étude préliminaire de deux ou trois ans : non certes, il n'en est point ainsi. L'homœopathie n'est point destinée à être monopolisée ni par une corporation, ni par une caste : *elle est le patrimoine de l'humanité entière.*

Notre livre : *le Médecin du peuple*, prouve à chaque page qu'elle est excellemment la médecine des familles ; grâce à la face nouvelle qu'elle revêt aujourd'hui, toute personne intelligente et conscien-cieuse pourra en peu de temps en étudier la théorie et en commencer l'application.

L'anatomie, comme science, restera le partage des chirurgiens, qui doivent connaître les moindres détails de notre organisation. L'homœopathe praticien n'a besoin d'en savoir que ce qui est nécessaire pour comprendre le jeu des fonctions vitales. Nous nous sommes efforcé de comprendre dans notre travail tout ce qui est indispensable, et nous avons fait exécuter cinq belles planches, qui faciliteront l'étude de l'anatomie à ceux qui n'auront pas d'ouvrage spécial sur cette science.

Puissions-nous être compris et faire de nos lecteurs et de nos lectrices autant de propagateurs de l'homœopathie !

## Physiologie.

Le mot de physiologie, que nous conservons, pour ne pas trop innover à la fois, signifie discours sur la nature, et se confondrait ainsi avec la physique proprement dite et l'histoire naturelle tout entière. Les médecins restreignent sa signification à la connaissance des lois et des actes de la vie chez les êtres organisés; et enfin, par une nouvelle limitation, ils décrivent sous ce titre l'histoire des fonctions vitales considérées spécialement chez l'homme à l'état de santé.

La connaissance de l'homme à l'état normal comprend deux parties distinctes : la description topographique de ses organes matériels ou anatomie, et l'histoire des phénomènes qui s'y passent ou physiologie proprement dite.

Nous les étudierons successivement ; mais on ne devra pas s'étonner si bien des fois nous parlons des fonctions en décrivant les organes, et réciproquement si nous revenons sur la forme des appareils organiques en nous occupant de leurs fonctions. Les manifestations de la vie sont trop intimément liées pour les séparer complètement dans leur exposition, et l'esprit du reste est agréablement distrait par la vue de leurs rapports mutuels ; l'attention en devient plus facile et la mémoire en est soulagée.

## PREMIÈRE PARTIE

### Anatomie.

Pour prendre une idée sommaire de la machine humaine, observez d'abord un corps dans sa totalité ; que voyez-vous ? Un tronc auquel sont attachés quatre membres et surmonté lui-même d'un corps ovoïde nommé la tête. Cette tête est composée de différentes pièces osseuses auxquelles on a donné des noms particuliers ; en avant et à la partie supérieure de la tête, et au-dessus de la face, est le frontal ou coronal, impair, à peu près demi-circulaire ; le frontal s'unit aux pariétaux et aux différents os qui entrent dans la composition de la face, qui sont eux-mêmes les orbites et les fosses nasales, etc.

Si maintenant vous interrogez la profondeur des organes, vous y distinguez des corps durs et solides, appelés os, et des parties molles et flexibles.

#### NOTIONS GÉNÉRALES SUR L'ANATOMIE

Ce sont les os qui constituent la charpente du corps, et qui en déterminent la forme primordiale.

La principale pièce du système osseux est une colonne de vingt-quatre disques séparés par des cartilages, et que l'on nomme la colonne vertébrale. Elle forme la partie postérieure du tronc et supporte la boîte osseuse de la tête que l'on nomme le crâne. Les vingt-quatre disques de la colonne verté-

brale appelés eux-mêmes vertèbres, sont distribués ainsi qu'il suit : sept sont affectés à la partie qui unit le tronc à la tête et se nomment cervicales ; des dix-sept affectés au tronc, les douze du haut se nomment dorsales et les cinq inférieures se nomment lombaires ; un os volumineux formé par la soudure de cinq vertèbres primitives continue en bas la colonne vertébrale et aboutit lui-même à un petit os formé de vertèbres rudimentaires nommé *coccyx*. Le coccyx soutient le rectum dans ses fonctions (le rectum est la dernière portion de l'intestin) ; chez la femme, il donne beaucoup plus d'ouverture à la partie inférieure du bassin et protège le fœtus au moment de son entrée dans le monde, ce qui serait des plus difficiles, quelquefois impossible, si le coccyx était d'une seule pièce, ou qu'il ne fût que le prolongement du sacrum. C'est le coccyx qui, sous forme d'appendice prolongé, forme la queue chez les animaux.

Le tronc lui-même est formé de deux parties bien distinctes. Celle du haut est enfermée dans une boîte osseuse nommée thorax, formée en arrière par douze vertèbres dorsales, sur les côtés par douze prolongements osseux nommés les côtes, qui s'articulent sur chacune de ces vertèbres, et en avant, par un os en forme de plastron nommé le *sternum*, auquel viennent s'unir par un cartilage les sept côtes du haut. Trois ont un cartilage qui vient s'unir à celui de la septième côte, deux en sont absolument privées et, par ce fait même, se trouvant assujetties moins rigoureusement, peuvent se prêter aux mouvements des organes contenus dans les cavités du tronc. Les sept côtes du haut se nomment côtes sternales ou vraies côtes, et les cinq inférieures, asternales ou fausses côtes.

Toutes les côtes plus ou moins obliques en bas et en avant sont séparées les unes des autres par des *espaces* que l'on nomme *intercostaux*. A partir de celles du milieu, elles offrent, en haut et en bas, une longueur qui va toujours en diminuant, de sorte que la première et la dernière sont les plus courtes. On les distingue les unes des autres en comptant de haut en bas, par les noms numériques de leur situation. Ainsi la plus élevée est la première, celle qui la suit, la seconde, etc.

Il en est de même des vertèbres, que l'on nomme

par exemple première, deuxième, troisième vertèbre dorsale, première, deuxième, troisième vertèbre lombaire, et ainsi de suite en commençant par la plus élevée de celles de même nom et en finissant à la dernière en bas.

Par exception, la première vertèbre cervicale porte aussi le nom d'*atlas*, par comparaison avec ce demi-dieu, qui dans les croyances mythologiques, est censé porter le monde ; et comme si le poids du cerveau humain, cet univers en petit, fût agrandi à l'imagination par la sublimité du nom donné à son point d'appui, la deuxième cervicale porte également le nom supplémentaire d'*axis*, parce qu'elle soutient l'axe ou le pivot nommé apophyse odontoïde, sur lequel se meut et tourne l'atlas. Les autres vertèbres cervicales en descendant conservent leur nom numérique de troisième, quatrième, cinquième, sixième et septième.

Il sera bon de se familiariser avec ces idées en vérifiant sur un squelette le nombre, la disposition, la forme et les connexions des vertèbres et des côtes, de manière à pouvoir les nommer à la première inspection.

Nous avons dit que la première vertèbre cervicale ou Atlas portait le poids du cerveau humain. En effet, le crâne, qui contient cet organe, théâtre de la pensée et de la vie, est une boîte osseuse composée de diverses pièces et qui, par sa partie postérieure, vient s'appuyer sur le haut de la colonne vertébrale. Les principaux os du crâne sont : l'occipital, les pariétaux, les temporaux et le frontal. A la partie inférieure, qui se dérobe à la vue pendant la vie, on trouve le sphénoïde, qui sert de jonction à toute la charpente du crâne et l'ethmoïde qui l'unit aux fosses nasales.

On donne le nom de *face* à toute cette partie de la tête située au-dessous et au-devant du crâne, bornée, supérieurement, par cette dernière cavité, latéralement, par les arcades et les fosses zygomatiques, en arrière, par un espace vide qui correspond au haut du larynx : sa forme est symétrique ; on la divise en *mâchoire supérieure* (*mâchoire syncranienne*, CHAUSS.) et en *mâchoire inférieure* (*mâchoire diacranienne*, CHAUSS.). La première, immobile et continue au crâne, est formée par treize os, les deux os du *nez*, les deux *lacrymaux*,

les deux *maxillaires supérieurs*, les deux *palatins*, les deux *malaires*, les deux *cornets inférieurs* et le *vomer* ; la seconde, unie au crâne par une articulation mobile, n'est composée que d'un seul os, le *maxillaire inférieur*. On doit encore rapporter aux os de la face l'*os hyoïde* placé au-devant du cou.

Les dents sont des corps durs implantés dans les alvéoles des deux mâchoires, et se correspondant les uns aux autres, d'une forme conoïde, irrégulière. Chaque dent présente trois parties distinctes, une extérieure, située hors de l'alvéole, nommée *couronne* ; une seconde, bornant la précédente, et consistant dans un rétrécissement, c'est le *collet* ; enfin une troisième, intérieure, simple ou divisée en plusieurs branches, cachée dans l'alvéole, et appelée *racine*. Ces organes, qui sont le plus ordinairement de trente-deux chez les adultes, seize à chaque mâchoire, sont divisées en trois classes, les dents *incisives*, les *canines* et les *molaires*.

*Dentition.* — C'est par ce mot qu'on désigne les phénomènes de la formation des dents. Les premiers effets sont, comme on le sait, l'apparition des *dents de lait*. Les germes de ces dents du premier âge commencent à apparaître dans le fœtus, vers la fin du second mois. L'ossification de ces germes, qui sont mous au moment de leur apparition, a lieu du troisième au sixième mois. A l'époque de la naissance, les incisives ont déjà leur couronne ; celle des canines n'est qu'à l'état d'ébauche ; enfin les inégalités qui existent à la surface supérieure des molaires n'ont pas opéré leur réunion. Les racines se forment progressivement. C'est vers l'âge de six à huit mois, que commence cette épreuve si douloureuse de l'enfance, à laquelle se rattachent tant d'accidents, et qui consiste dans la première dentition. Voici l'ordre dans lequel elle s'établit : les premières dents qui apparaissent sont les dents incisives moyennes de la mâchoire inférieure ; environ trois semaines après, viennent les dents correspondantes de la mâchoire supérieure ; enfin, les latérales supérieures et les latérales inférieures. Tout le monde sait qu'il y a quatre incisives à chaque mâchoire. Les canines se développent ensuite dans l'ordre suivant : les canines ou œillères de la mâchoire inférieure, et puis les canines on œillères de la mâchoire supérieure. Les molaires percent après ces dernières, au nombre de huit, sans aucun ordre bien prononcé. Ces dents ne sont que transitoires ; elles doivent être remplacées plus tard.

Les premières dents permanentes sortent vers la quatrième année ; ce sont quatre molaires, deux à chaque mâchoire, qui deviennent, quand la dentition s'est opérée, les premières grosses molaires. Cette dentition définitive a lieu vers l'âge de sept ans, et c'est à l'âge de dix ans qu'elle se termine.

Les quatre dernières molaires ou *dents de sagesse* apparaissent beaucoup plus tard.

Pour en revenir à la cavité supérieure du tronc, qu'on nomme la poitrine, nous ajouterons qu'elle est bornée à sa partie inférieure par une cloison charnue en forme de parasol, dont la convexité est tournée en haut et que l'on nomme le diaphragme. Au-dessous de cette cloison commence la deuxième cavité, que l'on nomme l'abdomen.

A la partie supérieure, et de chaque côté du tronc, se trouve l'épaule, par laquelle se rattachent au corps les deux membres supérieurs, ou plus exactement encore, thoraciques.

A la partie inférieure se trouve l'épaule pelvienne, composée de la fesse et de la hanche par laquelle sont reliés au tronc les membres inférieurs ou plutôt abdominaux.

Le thorax contient les poumons, chargés d'aspirer l'air et de nous mettre en rapport avec la partie gazeuse de l'univers, et le cœur, organe central du mouvement du sang.

L'abdomen contient l'estomac et les intestins, chargés de nous mettre spécialement en rapport avec les portions solides et liquides du monde extérieur que nous introduisons au dedans de notre corps sous forme d'aliments et de boissons ; le foie, le pancréas et la rate, chargés de sécréter des sucs qui aident à cette élaboration vitale ; les reins, chargés de la production de l'urine ; la vessie, qui tient ce liquide en réserve pendant quelque temps et qui communique avec les reins par les uretères.

Le premier organe placé au-dessous du diaphragme est le foie, qui tapisse presque toute sa cavité inférieure, beaucoup moins volumineux à gauche qu'à droite, où il déborde au-dessous des fausses côtes. Au-dessous du foie et en avant se trouve l'estomac. Cet organe principal de la digestion a la forme de l'instrument pastoral nommé cornemuse. Il a deux ouvertures, l'une *cardiaque*, par laquelle il reçoit les aliments par l'œsophage, canal cylindrique qui descend de la gorge ou pharynx, et la seconde, nommée le pylore, qui s'ouvre pour laisser passer dans les intestins les aliments convenablement élaborés dans l'estomac.

Plus à gauche se trouve la rate, viscère dont les usages sont analogues à ceux du foie et contribuent à l'élaboration du sang.

La région droite, où est logé le foie, se nomme l'hypochondre droit ; la région gauche où est la rate se nomme l'hypochondre gauche. Entre les deux est la région de l'estomac ou épigastre. Ces trois régions occupent le tiers supérieur de l'abdomen. Le tiers moyen, et qui se trouve au-dessous, porte les noms suivants : région ombilicale au milieu, et de chaque côté, le flanc droit et le flanc gauche au-dessous des hypochondres. Le tiers inférieur est également divisé en trois parties, l'hypogastre au milieu au-dessous de l'ombilic, et les aines à droite et à gauche sous les flancs.

La plus grande partie de l'abdomen est occupée par le tube intestinal, qui commence à l'ouverture de l'estomac placée à droite et nommée *pylore*, et descend à la partie centrale en se roulant plusieurs fois sur lui-même. Il a, sous le nom de duodénum, de 15 à 17 centimètres de long ; il prend ensuite le nom d'*intestin grêle*, et arrive en faisant des circonvolutions multipliées jusque dans l'hypogastre ; là il se dirige dans l'aine droite, se renfle et prend le nom de *cœcum*, intestin gros, court, globuleux, bosselé ; de là il prend le nom de *côlon ascendant*, également bosselé, mais moins volumineux ; il remonte sous ce nom jusqu'à la rencontre du foie dans l'hypochondre droit, puis traverse l'épigastre pour se rendre au-dessous de la rate, sous le nom de *côlon transverse*, et descend dans le flanc droit en décrivant une double courbure que l'on appelle l'S du côlon, et enfin, sous le nom de *rectum*, il descend au-devant du rectum et vient aboutir à l'anus.

Les reins sont situés à la partie postérieure des flancs, de chaque côté de la colonne vertébrale. Ils communiquent, comme nous l'avons dit, à la vessie par les uretères, qui conduisent à ce réservoir le produit de leur sécrétion. La vessie est placée dans l'hypogastre, à la partie antérieure du bas-ventre et s'ouvre à sa partie inférieure dans le canal de l'urèthre, par lequel s'écoule son contenu quand le besoin s'en fait sentir.

Une membrane analogue aux plèvres, le péritoine, mince, transparente, lubréfié par une humeur séreuse, ayant la forme d'un sac sans ouverture, enveloppe presque tous les organes abdominaux, que nous venons d'énumérer. Les inflammations de cette membrane constituent des maladies excessivement dangereuses. La sérosité qu'elle produit constitue l'hydropisie ascite, quand elle est sécrétée trop abondamment.

Nous allons nous occuper maintenant des organes de la génération, qui étant en totalité ou en partie contenues dans la cavité abdominale, en dépendent topographiquement.

## Parties génitales de l'homme.

Les organes génitaux de l'homme sont: les *testicules*, organes sécréteurs du liquide séminal ; les *enveloppes* qui renferment et protègent ces organes : les *vésicules séminales*, réservoirs dans lesquels séjourne pendant un certain temps le liquide sécrété; et la *verge*, destinée à le porter dans les organes de la femme.

Les enveloppes des *testicules* se composent de cinq couches qui, examinées du dehors en dedans, sont: le *scrotum*, le *dartos*, la *tunique érythroïde*, la *tunique fibreuse* et la *tunique vaginale*.

Les *testicules*, au nombre de deux, *ovoïdes*; légèrement *aplatis* sur les côtés, sont situés sous la base de la *verge*. Ils se composent principalement d'une *membrane fibreuse* et d'une *substance propre*.

La *membrane fibreuse* est épaisse, dense, très résistante, et partout appliquée contre la substance propre à laquelle elle adhère.

La *substance propre*, molle, pulpeuse, d'un gris jaunâtre, résulte de l'assemblage d'une quantité immense de filaments diversement contournés, et d'une finesse égale à celle des cheveux ; on les nomme *vaisseaux* ou *conduits séminifères*. Ils forment, en se réunissant, un certain nombre de troncs qui s'unissent successivement les uns aux autres, et forment ainsi un seul conduit très long, qui, replié un grand nombre de fois sur lui-même, constitue une espèce de cordon placé sur le bord supérieur du testicule, et connu sous le nom d'*épididyme*. — L'épididyme se constitue par son extrémité inférieure avec un conduit nommé *déférent*; conduit qui se porte en serpentant vers l'abdomen, et, après avoir décrit un arc autour de la partie latérale et inférieure de la vessie, se joint à l'extrémité antérieure de la vésicule séminale. C'est ce conduit qui fait parvenir goutte à goutte le sperme dans ce dernier organe.

Les vésicules séminales sont deux poches dans lesquelles séjourne un certain temps le sperme que versent dans leur intérieur les conduits déférents; *Allongées, bosselées*, elles sont situées au-dessous de la vessie. Elles donnent naissance à deux autres conduits nommés *éjaculateurs*, placés dans une espèce de glande qui a reçu le nom de *prostate* et qui vont s'ouvrir dans l'urèthre. On trouve au devant de là prostate deux petites glandes de la même espèce, et dont les conduits s'ouvrent aussi dans ce dernier canal. On les nomme *petites prostes* ou *glandes de Cowper*.

La *verge, allongée, cylindrique, molle, pendante* dans l'état ordinaire, *dure, triangulaire, relevée*, etc., dans l'état d'érection, est située au devant et au bas de l'hypogastre. Elle se compose d'une *portion de peau*, du *corps caverneux*, de *l'urèthre* et du *gland*.

La *peau de la verge* forme inférieurement la partie extérieure du prépuce, repli qui est formé en dedans d'une membrane muqueuse réfléchie de la face interne de la peau sur le gland, continue avec celle de l'urèthre, et repliée en bas et en arrière pour former ce que l'on nomme le *frein* et le *filet de la verge*.

L'*urèthre* est chez l'homme le plus long, le plus volumineux des conduits excréteurs, destiné à la fois à conduire au dehors le sperme et l'urine; c'est un canal flexueux qui naît du col de la vessie, traverse la prostate, se place dans la gouttière du corps caverneux, et se termine au sommet du gland.

## Des organes génitaux de la femme

Ces organes comprennent: 1° la *vulve* et le *vagin;* 2° l'*utérus*, des *ligaments*, les *ovaires*, et les *trompes de Fallope;* 3° les *mamelles.*

On comprend sous le nom de *vulve* toutes les parties génitales externes, qui sont: le *Mont-de-Vénus*, les *grandes* et *petites lèvres*, le *clitoris*, le *méat urinaire* et *l'entrée du vagin.*

Le *Mont-de-Vénus* n'est qu'une éminence plus ou moins saillante placée au devant et au bas de l'hypogastre. Les *grandes lèvres* consistent dans deux replis membraneux latéraux, formés en dehors par la peau, tapissés en dedans par une membrane muqueuse, et réunis en arrière à une espèce de bride qu'on nomme la *fourchette;* on donne le nom de *fosse naviculaire*, à l'enfoncement compris entre cette commissure et l'entrée du vagin. Les *petites lèvres* ou *nymphes* sont deux autres replis situés à la partie interne des précédents et formés par la membrane muqueuse. L'espace que ces replis laissent entre eux porte le nom de *vestibule*. Les *petites* et les *grandes lèvres* servent à l'ampliation des parties au moment de l'accouchement. Le *clitoris* est un petit corps allongé, et tout semblable pour la forme, la situation et la structure au corps caverneux de la verge. Il n'est libre qu'à son extrémité antérieure, où il est couvert par une sorte de prépuce formé par la réunion des petites lèvres. Le *méat urinaire*, situé vers la partie inférieure du vestibule, est l'*orifice de l'urèthre*, canal situé au dessous du clitoris, horizontal, très large et très court, et composé d'un tissu spongieux et d'une membrane muqueuse. L'*entrée du vagin*, située entre le méat urinaire et la fosse naviculaire, offre dans son état parfait d'intégrité un repli de la membrane muqueuse auquel on a donné le nom d'*hymen*, repli diversement configuré, rarement entièrement circulaire, de manière à boucher l'orifice autour duquel il est fixé. Lorsqu'il a été déchiré, les divisions se retirent et forment des petits tubercules qu'on nomme *caroncules myrtiformes.*

Le *vagin* est un canal membraneux, étendu de la vulve à l'utérus, situé dans le bassin entre la vessie et le rectum.

L'*utérus* ou la *matrice* est un organe *creux, large, aplati* en haut, *étroit, arrondi* au bas, situé dans l'hypogastre entre la vessie et le rectum. La partie étroite se nomme *col*, et tout le reste porte le nom de *corps*. Le *corps*, à peu près triangulaire, convexe en arrière et en avant, donne insertion sur les côtés, aux ligaments larges, et, au niveau du bord supérieur de ces ligaments, aux trompes de Fallope et aux ligaments ronds. Le *col* est embrassé par le vagin, dans lequel il fait une saillie nommée *museau de tanche*, à cause de la forme de son orifice inférieur, qui consiste dans une fente bornée par deux lèvres, l'une antérieure et l'autre postérieure.

C'est dans la cavité de la matrice que s'opère la conception, et que se développe successivement le germe vivifié par la liqueur séminale.

Les ligaments de l'utérus sont au nombre de quatre, deux de chaque côté, et on les nomme *ligaments ronds* et *ligaments larges.*

## Des ovaires.

Les *ovaires* sont deux corps *ovoïdes*, à peu près gros comme une *olive, inégaux* à leur surface, renfermés dans le bord supérieur des ligaments larges, et fixés à l'utérus par un petit cordon nommé *ligament de l'ovaire*. Enveloppés par une membrane fibreuse, les ovaires sont composés d'un tissu mou, spongieux, et de vésicules qui constituent le germe que le sperme doit vivifier.

Les *trompes de Fallope* ou *utérines* sont deux conduits renfermés dans le bord supérieur des ligaments larges et étendus depuis l'utérus jusqu'aux ovaires. Ces conduits, dont la cavité est extrêmement étroite, s'élargissent en se terminant, se divisent en plusieurs portions, et forment ainsi une partie évasée, inégale et flottante que l'on nomme le *pavillon de la trompe* ou le *morceau frangé.*

Les trompes jouent un rôle fort important dans l'acte de la reproduction. En effet, au moment de la menstruation, elles entrent dans une espèce d'érection, s'appliquent par leur extrémité libre ou le pavillon contre l'ovaire, s'emparent du germe, peut-être par un mouvement de succion semblable à celui des vaisseaux absorbants, le font circuler dans leur intérieur, et le poussent ainsi vers la matrice, dans laquelle, s'il subit l'action du fluide séminal, il devient l'embryon d'un nouvel être.

### Des mamelles.

Les mamelles, à peu près *demi-sphériques*, *situées* à la partie antérieure et latérale de la poitrine, présentent vers leur milieu un cercle brun ou rougeâtre, nommé *aréole*, et surmonté à son centre du *mamelon*, dont la surface inégale offre les orifices des conduits lactifères. Elles sont composées d'une glande, irrégulièrement circulaire, aplatie, plus épaisse au centre qu'à la circonférence, inégale, comme tuberculeuse à sa face antérieure, reposant sur le muscle grand pectoral, auquel elle est unie au moyen d'une couche très lâche de tissu cellulaire. Elle se compose, comme la plupart des autres glandes, de lobes, de lobules et de grains qui donnent naissance à des conduits nommés *lactifères* ou *galoctophores*. Par leur réunion successive, ces conduits en forment d'autres plus volumineux qui convergent vers le centre de la glande où ils présentent des renflements nombreux nommés *ampoules* ou *sinus*; enfin, après s'être rétrécis, ils vont s'ouvrir à la surface du mamelon. La glande mammaire est l'organe sécréteur du lait.

---

Pour enlever toute difficulté, voici une petite instruction destinée à faire connaître la place des organes contenus dans l'abdomen et dans le thorax, les seuls qui puissent présenter quelque difficulté.

Une personne, d'une complexion régulière, se tenant debout, plaçant les mains naturellement ouvertes sur les côtés du ventre, les pouces dirigés en arrière vers la colonne vertébrale, les autres doigts en avant et ouverts, la paume des mains appuyée sur les flancs, le bord interne (inférieur dans cette position) appuyé sur les os de la hanche,

les doigts indicateurs touchant les côtes; nous aurons en contact avec les pouces les bords externes et les extrémités supérieures des reins. Entre les deux doigts indicateurs se trouve l'estomac : l'indicateur droit correspond au lobe droit du foie et à la vésicule du fiel; le gauche couvre la rate et arrive à l'endroit où les fausses côtes recouvrent le lobe gauche du foie. Entre la pointe des deux doigts du milieu, se trouve le côlon transverse; celui de droite couvre le côlon droit ou ascendant et celui de gauche, le colon descendant. Les deux doigts annulaires répondent également au côlon droit et au côlon gauche. Le petit doigt de la main droite repose sur le cœcum, et le gauche sur l'S iliaque du côlon. Entre les côlons ascendant, transverse, descendant et le pubis, se trouve la masse des intestins grêles et leurs annexes. Derrière le pubis se trouve la vessie, qui s'élève même au-dessus quand elle est pleine. Derrière la vessie est le rectum, et entre eux l'utérus chez la femme. Chez elle les ovaires se trouvent sous les petits doigts, mais dans la grossesse, l'accroissement de la matrice change tous ces rapports. On en peut dire autant des personnes trop grasses, enflées ou hydropiques. Cette instruction, nous l'avons dit en commençant, n'est certaine que pour les personnes d'une constitution ordinaire.

Les organes contenus dans la poitrine sont plus faciles à apprécier. De chaque côté sont les poumons, enveloppés chacun d'une membrane séreuse, nommée la *plèvre*, comme d'une espèce de sac. Entre eux et un peu à gauche est le cœur, dont la pointe vient battre entre la sixième et la septième côte.

---

Passons maintenant aux quatre appendices que nous avons dit se rattacher au tronc : deux en haut, nommés thoraciques, et deux en bas, nommés abdominaux.

Les premiers sont rattachés par l'épaule.

L'épaule est formée de deux os; l'un en avant, nommé *clavicule*, recourbé en forme d'*S* italique, partant à peu près à angle droit de la partie supérieure du sternum ; l'autre, formant une espèce de large palette triangulaire à la partie supérieure et postérieure du dos ; tous deux s'articulent ensemble et avec l'*humérus*, os unique du bras, s'étendant depuis l'épaule jusqu'au coude. L'avant-bras, formé de deux os, le *cubitus* et le *radius*, s'étend du coude jusqu'à la main, composée elle-même du *carpe* et du *métacarpe*. Les doigts au nombre de cinq, sont composés de phalanges.

Le carpe se compose de huit os disposés sur deux rangées, l'une supérieure et l'autre inférieure. Ainsi dans la 1<sup>re</sup> rangée on nomme le 1<sup>er</sup> scaphoïde, le 2<sup>e</sup> semi-lunaire, le 3<sup>e</sup> pyramidal, et le 4<sup>e</sup> pisiforme. Dans la 2<sup>e</sup> rangée, le 1<sup>er</sup> est le trapèze, le 2<sup>e</sup> le trapézoïde, le 3<sup>e</sup> le grand os ou os capitatum, et le 4<sup>e</sup> l'os crochu ou unciforme. Le métacarpe est composé de cinq os nommés métacarpiens. Les doigts ont chacun trois phalanges, sauf le pouce qui n'en a que deux.

Les membres abdominaux sont attachés au corps par une espèce d'épaule, que nous nommerons *pelvienne*, pour mieux établir l'analogie qui la rattache aux membres supérieurs.

Cette espèce d'épaule est formée aussi de deux os, l'un en avant, nommé le *pubis*, espèce de clavicule ; l'autre en arrière, l'*os des îles*, espèce d'omoplate. Mais ces deux os soudés ensemble dès le début de la vie n'en forment en réalité qu'un seul, et présentent ainsi au membre abdominal un point d'appui plus solide que s'ils fussent restés divisés.

La réunion de ces os des deux côtés du corps réunis avec le sacrum constituent ce qu'on appelle le *bassin*. Sous ce nom, ils ont la mission de protéger les organes contenus dans l'hypogastre, le rectum, la vessie, et une partie des intestins chez l'homme, et de plus, la matrice et ses annexes chez la femme. Chez cette dernière, ils sont plus évasés pour embrasser le surcroît de son contenu et le produit de la conception pendant la grossesse.

A la partie externe et latérale des os du bassin s'articule, dans une cavité profonde, l'os de la cuisse nommé *fémur*, unique aussi comme nous avons vu que l'était l'os du bras.

La jambe a deux os, le *tibia* et le *péroné*.

Quant aux os du pied ils sont compris dans le *tarse*, le *métatarse* et les phalanges.

Le tarse, composé de sept os, constitue toute la partie du pied placé derrière les cinq os longs du milieu ou le métatarse. Le tarse offre deux groupes, l'un externe et l'autre interne ; l'externe est formé par le calcanéum et le cuboïde ; l'externe renferme l'astragale, le scaphoïde et les trois cunéiformes. Le métatarse se compose de cinq os nommés métatarsiens. Les orteils renferment chacun trois phalanges, excepté le premier qui n'en a que deux. Enfin, dans l'articulation du premier os du métatarse avec la première phalange du gros orteil, on trouve les deux os sésamoïdes.

### Myologie.

Jusqu'ici nous n'avons parlé que des os qui composent les membres. Ajoutons que ces tiges solides sont de toutes parts entourées de tissus épais et charnus nommés *muscles*, qui donnent à toutes les parties du corps humain cette rondeur et cette grâce qui en font le chef-d'œuvre de la création. Disons aussi que ces muscles ne sont point un simple ornement, mais qu'ils ont pour mission de produire, par leurs combinaisons variées, les mouvements nécessaires au jeu de notre machine. Comme autant de cordes destinées à soulever des leviers de toutes les formes et de tous les genres, tantôt unis pour produire un résultat commun, tantôt opposés partiellement pour produire un résultat mixte, ils déplacent ou replient les membres, tendent ou fléchissent le tronc et la tête, modifient l'expression de la physionomie et contribuent à l'exercice de toutes les fonctions.

### Arthrologie ou Syndesmologie.

Les os, avons-nous dit, sont les leviers du corps, et les muscles sont les cordes qui leur donnent l'impulsion ; mais comme ces leviers doivent rester unis pour constituer l'unité du squelette et de la charpente du corps, il faut que les extrémités des os mobiles soient rattachés à la masse commune par des liens ou attaches ; et en effet, les os sont rapprochés par des courroies fortes et solides, que l'on appelle ligaments. Quelques-uns sont fixés à un pouce en avant sur un des os et passent sur la jointure pour se rattacher à l'autre. La partie intérieure du ligament qui est en rapport avec l'articulation, est d'une souplesse, d'une douceur merveilleuse pour éviter l'usure et le frottement. Les ligaments sont d'un blanc nacré, très solides quoique assez minces. Quelques-uns sont étroits, d'autres très larges, comme à l'épaule et sur les côtés du genou ; sur le genou, ils se croisent ; ailleurs ils entourent l'articulation et l'enferment complètement, comme si l'extrémité des os était contenue dans un sac court, dont les bouts ouverts seraient resserrés autour d'eux par une forte ligature : c'est ce qu'on nomme un ligament capsulaire. Quelques ligaments sont entrelacés et ne peuvent être séparés les uns des autres. L'articulation de la tête avec l'épine dorsale et cette colonne elle-même sont couvertes de ligaments de différentes formes, attachés de manière à combiner la force et la souplesse. Chaque articulation en a plusieurs qui lui sont propres, celle du genou seulement en compte quatorze.

Les articulations mobiles sont couvertes d'une substance consistante, quoique très élastique, que l'on nomme cartilage articulaire.

Enfin pour empêcher l'usure de ces cartilages, une humeur séreuse, nommée synovie, est produite par les membranes synoviales, analogues aux plèvres et au péritoine dont nous avons parlé plus haut. La synovie remplit dans nos articulations le même rôle que l'huile versée par le mécanicien entre les engrenages des machines. Les ligaments capsulaires empêchent la déperdition de cette précieuse liqueur.

Les pièces de la colonne vertébrale n'ont que des cartilages et des ligaments, et pas de membranes synoviales.

Nous nous bornerons à ces détails tout élémentaires, insuffisants sans doute pour le chirurgien qui doit promener le scalpel dans le dédale des fibres vivantes, mais suffisants pour le médecin qui se contente d'observer les actes vitaux dans leur action générale.

Le jeu des actes vitaux ne peut s'opérer qu'à deux conditions : la première, que les muscles, ainsi que toutes les parties du corps, puissent réparer les pertes et l'usure que la continuité du mouvement ne peut manquer d'amener ; la seconde, que les déterminations de l'âme puissent leur être communiquées pour engendrer et régler ce mouvement.

C'est ce qu'accomplissent parfaitement deux systèmes généraux répandus dans toute l'économie : le système vasculaire ou sanguin, et le système nerveux ; le premier, semblable à ces canaux d'irrigation, ramifiés à l'infini, tels qu'on en voit, en Lombardie ou dans la plaine de Valence, vivifier par leurs ondes la production agricole ; le second, à ces télégraphes électriques, qui portent avec l'instantanéité de l'éclair la parole et le commandement humain de l'extrémité d'un pays à l'autre.

Ces deux systèmes se complètent mutuellement et s'appuient l'un sur l'autre ; ils sont les deux pôles de la vie. Quand l'un s'affaiblit, l'autre se surexcite, s'exalte. Leur équilibre fait la santé, leur désaccord, la maladie.

Nous allons d'abord examiner sommairement le système nerveux, dont nous n'avons pas encore parlé, et qui complètera les notions sommaires que nous cherchons à condenser ici sur la science de la vie.

## Système nerveux.

Nous avons vu qu'à la partie postérieure du corps s'étendait, de bas en haut, une tige osseuse nommée *colonne vertébrale*. Cette colonne renferme un cordon nerveux nommée la *moelle épinière*, qui arrive dans la boîte du crâne, se renfle et prend le nom de *moelle allongée* ; puis un peu plus loin celui de *protubérance annulaire* ou *pont de varole* ; de cette protubérance partent quatre pédoncules nommés *cuisses* et *bras*, qui peuvent être comparés à des membranes d'une étendue considérable, et qui repliées sur elles-mêmes forment cet énorme renflement qu'on nomme le *cerveau*, et qui comprend toute la partie du système nerveux renfermée dans le crâne.

En séparant le cervelet du cerveau, on voit que la face inférieure de ce dernier est exactement moulée sur la base du crâne, et l'on y distingue deux lobes antérieurs, deux lobes moyens et deux lobes postérieurs ; en avant et en arrière, sur la ligne médiane, on remarque la continuation du grand sillon qui semble partager le cerveau en deux moitiés. En les écartant on voit qu'elles sont réunies par une espèce de pont que l'on appelle *corps calleux*. Le cerveau présente à sa surface des circonvolutions et des anfractuosités d'autant plus considérables et d'autant plus multipliées que cet organe est plus développé.

Le cervelet semble n'être qu'un appendice du cerveau, auquel il est uni par des pédoncules qui s'échappent de la protubérance annulaire ; comme le cerveau, il est séparé en deux lobes ou hémisphères droit et gauche. Les circonvolutions et les anfractuosités du cervelet sont beaucoup moins prononcées que celles du cerveau. Elles forment à la partie supérieure du cervelet, entre les deux hémisphères, une éminence appelée *vermiculaire*, beaucoup plus prononcée chez les herbivores que chez l'homme.

Les nerfs naissent dans toutes les parties du corps pour se rendre vers les centres ; ils partent symétriquement par paires, soit de la moelle épinière, soit du cerveau, en passant à travers les trous que présentent les côtés de la colonne vertébrale, ou la base du crâne. On compte de chaque côté six paires sacrés, cinq lombaires, douze dorsales, huit cervicales qui partent de la moelle épinière, et douze paires cérébrales qui partent immédiatement du cerveau. Ces paires cérébrales sont en comptant d'avant en arrière. Première paire, nerf *olfactif*, qui sert à l'odorat ; deuxième paire, nerf *optique*, pour servir à la vision ; troisième paire, *moteur oculaire commun* ; quatrième paire, *pathétique* ; cinquième paire, *trijumeau*, qui donne le mouvement aux muscles de la face et de la langue ; sixième paire, *moteur oculaire externe*, qui porte l'œil en dehors ; septième paire, *facial*, moteur des muscles peauciers du crâne, de la face et du cou ; huitième paire, *auditif*, qui sert à l'audition ; neuvième paire, *glosso-pharyngien*, nerf mixte ; dixième paire ou nerf vague, *pneumogastrique*, (petit sympathique), qui se distribue aux organes du cou, au cœur, aux poumons et à l'estomac ;

onzième paire, *spinal*, nerf moteur, et enfin douzième paire ou nerf *grand hypoglosse*, qui sert au mouvement de la langue.

Tous les nerfs qui partent soit de la moelle épinière, soit du cerveau, par des cordons plus ou moins volumineux, ont reçu des noms particuliers, tirés plus ordinairement de la région ou de la partie d'où partent leurs radicules. C'est ainsi que l'on a désigné ces nerfs sous les noms de *tibial, crural, sciatique, huméral, nasal, lingual*. Les nerfs qui dérivent de la moelle épinière, par les trous que présentent les parties latérales de la colonne vertébrale, forment avant leur sortie des renflements ganglionaires, issus eux-mêmes de deux racines, l'une antérieure, l'autre postérieure ; chacune de ces racines présente un grand nombre de filaments qui s'implantent à la face antérieure ou à la face postérieure de la moelle épinière. Les filaments postérieurs sont ordinairement plus gros et plus nombreux que les antérieurs. Les nerfs, après avoir pénétré dans le canal rachidien, se réunissent obliquement à la moelle épinière en se portant de bas en haut.

Les nerfs qui sortent par les trous sacrés lombaires, sont mêmes isolés complètement dans le canal depuis la deuxième vertèbre lombaire, point où finit en bas la moelle épinière. Les racines antérieures et postérieures, réunies sous forme de filaments dans cette portion du canal comprise entre le coccyx et la deuxième vertèbre lombaire, constituent ce qu'on appelle la *queue de cheval*. Ces racines deviennent d'autant moins obliques que l'on se rapproche davantage du cerveau. Le contraire a lieu pour celui-ci : les nerfs subordonnés à la disposition des organes de la tête se dirigent obliquement de haut en bas, et se rapprochent d'autant plus de la ligne horizontale, qu'ils s'insèrent plus près de la réunion du cerveau avec la moelle épinière. La plupart des nerfs cérébraux s'implantent à la partie antérieure ; quelques-uns seulement, tels que le *nerf optique*, le *nerf auditif*, le *nerf pathétique* convergent à la partie postérieure.

Maintenant il nous est facile de comprendre que toutes les parties du corps peuvent être mises en rapport avec le cerveau. Par exemple, dans le membre abdominal, tous les nerfs du pied, de la jambe, se réunissent pour former un gros nerf nommé sciatique, qui s'étend à la partie postérieure de la cuisse et qui plus loin se continue avec la moelle épinière. La moindre impression produite sur un des filets nerveux qui concourent à le former peut être transmise au cerveau, qui alors en apprécie l'importance et donne aussitôt aux muscles l'ordre d'agir, pour soustraire ou soumettre nos organes à l'action des corps environnants. Il est facile de comprendre que la section ou seulement une forte compression du nerf sciatique, s'opposant à toute communication entre la jambe et le cerveau, il y aura paralysie, c'est-à-dire que les impressions reçues par la jambe ne seront plus rapportées au cerveau, et que la volonté du cerveau ne sera plus transmise à la jambe.

## Organes des sens.

Comme nous avons vu, une des fonctions importantes du système nerveux est de transmettre au cerveau les impressions reçues dans les diverses parties du corps ; mais indépendamment de sa forme générale, cette fonction se spécialise dans les cinq sens que nous allons passer en revue.

Dans chacun d'eux, le système nerveux semble s'épanouir pour multiplier ses points de contact avec le monde extérieur.

Pour le tact, il se ramifie à la vaste surface de la peau et de la membrane muqueuse qui la continue au dedans du corps.

Pour l'odorat, il se divise à tous les points d'une membrane nommée pituitaire, qui tapisse les circonvolutions multiples de divers os roulés en spirale ou criblés de milliers de petits trous pour faciliter le contact de l'air chargé de particules odorantes avec les papilles nerveuses.

Pour le goût, des nerfs dont la sensibilité est en rapport avec l'action des saveurs, se ramifient à la surface de la langue, surtout du côté de sa pointe, où ils se présentent sous forme de petites éminences coniques.

Pour l'ouïe, le nerf auditif se développe dans une cavité de l'oreille, nommée labyrinthe, où ses ramifications les plus fines sont en contact avec un liquide dont l'ébranlement produit la sensation des sons.

Pour la vue, le nerf optique s'étale en nappe au fond de la cavité de l'œil, où il prend le nom de rétine, et de là se dirige vers le cerveau par la partie postérieure de l'orbite.

L'importance de l'œil et sa position presque complètement extérieure et la nature des maladies auxquelles il est le sujet, nous obligent à étudier les diverses parties dont il se compose.

L'œil arrive jusqu'à l'entrée de l'orbite, où il est entouré par la conjonctive, repli muqueux de la peau elle-même. Il présente d'abord la *sclérotique*, membrane d'un blanc nacré, susceptible de s'injecter de sang dans les inflammations de l'œil ; la *cornée* transparente, enchâssée comme un verre de montre dans une ouverture circulaire de la sclérotique ; l'*iris*, membrane diversement colorée en avant, percée à son centre d'une ouverture qu'on nomme *pupille* ; plus en arrière , le *cristallin*, corps transparent dans l'état normal, dont l'opacité constitue ce que l'on appelle la cataracte. L'espace compris entre la cornée et l'iris, se nomme *chambre antérieure*; elle est remplie par l'*humeur aqueuse*.

Le cristallin est enchâssé dans un enfoncement du corps vitré. Celui-ci se compose d'une humeur parfaitement transparente nommée *humeur vitrée*, distribuée dans une infinité de cellules contenues dans la *membrane hyaloïde*. Le corps vitré est tapissé à sa partie postérieure par la rétine, expansion nerveuse et point de départ du nerf optique qui, pour se rendre au cerveau, doit percer d'abord une membrane molle et noire nommée *choroïde*, et puis la *sclérotique*, membrane nacrée, qui enveloppe sphériquement tout le globe de l'œil et dans laquelle est enchâssée la cornée. L'ensemble de toutes ces parties constitue une véritable chambre obscure au fond de laquelle les rayons lumineux viennent tracer les images des corps.

Outre le globe oculaire, il est d'autres parties qui servent à protéger cet organe et à favoriser l'exercice de ses fonctions : tels sont les paupières, les cils, et un petit appareil sécréteur auquel on a donné le nom de voies lacrymales.

Les paupières, voiles mobiles parfaitement contigués à la partie antérieure de l'œil, servent principalement à soustraire cet organe à l'action continue de l'air et de la lumière.

Les sourcils sont deux éminences arquées, couvertes de poils ordinairement noirs, et destinées à ombrager l'œil, en modérant ainsi la vivacité d'impression que produirait un excès de lumière.

Quant aux voies lacrymales, voici en quoi elles consistent : une petite glande renfermée dans le côté externe de l'orbite forme les larmes qui, au moyen de conduits très déliés, sont versées derrière la paupière supérieure. Ce liquide, en humectant sans cesse le globe de l'œil, le soustrait à l'impression trop vive qu'aurait exercée sur lui le contact immédiat de l'air. Mais comme les larmes ne cessent de couler, elles auraient été bientôt trop abondantes, si à chaque instant quelques tuyaux de décharge n'en eussent enlevé la quantité excédante ; car la partie que l'air en dissout aurait été souvent trop peu considérable ; or, elles sont reprises par deux petits conduits qui les font parvenir dans l'intérieur du nez. L'oblitération de ces deux conduits constitue la maladie connue sous le nom de fistule lacrymale.

On peut ajouter à ces parties accessoires les muscles destinés à faire exécuter à l'œil toute espèce de mouvement. Deux le font tourner sur lui-même, et il y en a quatre destinés à le porter en haut, en bas, en dedans, en dehors et dans tous les sens intermédiaires à ces quatre principaux. C'est le jeu infiniment varié de ces muscles qui rend l'œil si expressif, si propre à faire passer au dehors toutes les secousses, toutes les agitations du centre sensible.

On a cru, il y a quelques années, pouvoir remédier au vice de la vue qu'on nomme strabisme (action de loucher), en coupant en tout ou en partie ces muscles destinés à mouvoir le globe oculaire ; mais cette opération, comme la plupart des empiètements de la chirurgie sur la médecine, n'a pas justifié les espérances des opérateurs, et en définitive les succès de l'homœopathie ont été plus nombreux, plus durables que ceux de la ténotomie.

Enfin, indépendamment des nerfs que nous venons d'examiner, il existe un système nerveux que l'on nomme ganglionaire et qui paraît spécialement destiné à présider aux actes de la vie animale indépendants de la volonté, tels que les mouvements du cœur, ceux des intestins et en grande partie ceux de la respiration. On a comparé les ganglions qui constituent ce système à autant de petits cerveaux presque indépendants les uns des autres et répandant d'une manière uniforme autour d'eux leur sphère d'activité.

Le principal élément du système ganglionaire est un long cordon noueux situé de chaque côté de la colonne vertébrale et trois autres nerfs qui semblent en dériver, et dont l'ensemble porte le nom de trisplanchnique.

## Du système sanguin.

Il nous reste maintenant à parler du système sanguin. Nous connaissons déjà la position du cœur, qui en est l'organe central. C'est un muscle creux formé de deux cavités, l'une droite, l'autre gauche, divisée chacune en deux compartiments par une cloison percée d'une ouverture et munie d'une espèce de soupape. A chaque battement les deux compartiments supérieurs, nommés oreillettes, reçoivent le sang de toutes les parties du corps par des vaisseaux nommés veines. Les oreillettes se contractent immédiatement et refoulent le sang dans deux compartiments inférieurs nommés ventricules. Ceux-ci se contractent à leur tour ; et comme le sang ne peut refluer par l'ouverture des cloisons, qui sont garnies de soupapes nommées, à droite, valvules tricuspides, et, à gauche, valvules mitrales, le sang s'engage dans les vaisseaux nommés artères, qui le distribuent dans toutes les parties du corps.

La cavité droite n'agit que sur le sang privé de ses qualités vitales par la circulation dans les tissus organiques, devenu bleuâtre et un peu refroidi.

La cavité gauche, au contraire, agit sur le sang revivifié par le contact de l'air dans les poumons, rouge, écumeux et réchauffé.

Maintenant, le sang refoulé par la puissante impulsion du cœur et arrivé aux limites de sa course, se transforme de nouveau dans les vaisseaux microscopiques nommés capillaires, où il est soumis à une action vitale énergique.

Celui qui est sorti du ventricule droit, est envoyé par l'artère pulmonaire dans toutes les parties du poumon gonflées d'air à chacune de nos inspirations ; là, par une réaction vitale, dont les chimistes ont vainement essayé d'expliquer le mécanisme, le sang retrouve les qualités vivifiantes qu'il avait perdues ; et devient rouge, écumeux, et un peu plus chaud que le sang veineux. C'est sous cette nouvelle forme qu'il parcourt les veines pulmonaires et revient dans l'oreillette droite, puis dans le ventricule, qui le refoule dans l'aorte, d'où il se répand dans le reste du corps, en se distribuant dans les ramifications de plus en plus déliées des artères. Arrivé aux ramuscules microscopiques de ces vaisseaux, il subit une nouvelle métamorphose, inverse de celle qu'il avait subie dans les poumons, c'est-à-dire que, de rouge, écumeux, il devient bleuâtre, et revient un peu refroidi par les veines qui le ramènent au cœur. Le sang oxygéné a été nommé artériel, et le sang carboné est appelé veineux. On voit que cette appellation, juste si l'on ne considère que la grande circulation, est fausse si l'on considère la circulation pulmonaire, où c'est l'appellation inverse qui serait juste, puisque les artères pulmonaires conduisent aux poumons du sang veineux, et que les veines pulmonaires rapportent au cœur un sang rouge et écumeux.

Les artères sont des vaisseaux très délicats et dont les lésions peuvent être mortelles. Aussi la nature semble avoir accumulé toutes les précautions imaginables pour les protéger en les plaçant dans la profondeur des tissus, et du côté où les membres se fléchissent et sont moins exposés aux chocs extérieurs. Presque toujours une veine se trouve interposée entre l'artère et le coup qui pourrait la blesser, de sorte que la première goutte de sang sorte d'un vaisseau moins important à la vie.

Outre le sang artériel et le sang veineux, il est un autre liquide que l'on pourrait appeler du sang blanc. C'est celui qui parcourt les vaisseaux lymphatiques, espèces de veines répandues dans tous nos organes, mais surtout à la partie postérieure de l'abdomen, ou logés dans les replis du péritoine, qu'on nomme le mésentère ; sous le nom de chylifères,

ils recueillent les produits de la digestion. Ce liquide, après avoir parcouru ses différents canaux, vient se mêler au sang veineux dans le voisinage du cœur, qui le lance aux poumons, où il devient rouge par l'action de ces organes et se confond avec le sang artériel.

Avec ces données générales, si elles sont bien saisies par nos lecteurs, on pourra sans crainte aborder l'étude de la physiologie, et déterminer le nom et la position des organes atteints de quelques douleurs ou de quelque lésion. La médecine n'est point, comme on le croit de nos jours, tellement inféodée à l'anatomie, qu'elle ne puisse faire un pas sans en avoir étudié minutieusement tous les détails. Hippocrate et de très grands médecins après lui étaient très peu instruits en anatomie.

DEUXIÈME PARTIE

## Physiologie proprement dite ou histoire des fonctions vitales

CONSIDÉRATIONS GÉNÉRALES SUR LA NUTRITION, etc.

Nous avons sommairement décrit les deux grands systèmes dont la lutte constitue le jeu de la vie ; mais cette lutte elle-même serait fatale à l'homme si elle s'exerçait constamment sur lui-même et ne se dirigeait vers un but extérieur. C'est l'effet que produit la respiration en opposant les éléments de l'atmosphère à ceux du sang à travers les vésicules pulmonaires, et l'alimentation en donnant à broyer et à détruire à notre force vitale des substances choisies dans les règnes les plus élevés de la nature. Exaltée par le triomphe, notre puissance intime s'exalte et s'agrandit. La source de vie dont le système nerveux est le dispensateur, coule plus abondante et plus féconde, et répare des pertes qui sans cela fussent devenues définitives, et auraient entraîné la mort si elles eussent été prolongées trop longtemps.

Nous avons étudié la forme générale du corps humain, et nous en connaissons suffisamment les détails, pour comprendre le jeu des fonctions dont il est le théâtre ; mais demandons-nous auparavant s'il n'y a pas d'autre manière de considérer la vie en elle-même que celle qui est enseignée comme un article de foi dans les chaires de toutes les écoles? Jusqu'ici la conception de la vie a été toute matérielle. Tous les efforts des savants ont été consacrés à ramener à des notions purement physiques les actes vitaux ; et chaque fois qu'une lueur d'espérance a pu flatter cette imbécile manie, de toutes parts d'immenses applaudissements sont venus encourager les enfants perdus du matérialisme.

Quant à nous, loin d'être le partisan de cette déplorable tendance, nous avons toujours désiré voir la physiologie revenir au spiritualisme ; et depuis longtemps nous avons formulé scientifiquement ce vœu de notre esprit et de notre cœur.

Pour nous, la nutrition est le résultat d'une puissance créatrice qui anime tous nos organes, qui les alimente ou répare leurs pertes, dans les circonstances les plus variées et selon des lois très mal étudiées jusqu'ici.

Les théories anciennes sont dès à présent tout à fait insuffisantes pour expliquer l'acte de la nutrition. Le corps n'augmente pas d'un volume proportionnel aux aliments ingérés. Tantôt on remarque une émaciation progressive chez des individus qui absorbent de grandes quantités d'aliments, tantôt on voit engraisser des hommes mangeant très peu, et enfin, la vie se soutenir pendant fort longtemps sans aucune alimentation appréciable. On s'habitue à une abstinence prolongée. L'excitation produite par les boissons alcooliques supplée jusqu'à un certain point une autre nourriture. Les passions, les émotions violentes, l'excès de la joie ou du chagrin, les travaux excessifs de l'esprit produisent le même effet, et renversent tous nos systèmes sur l'assimilation. Les aliments restaurent déjà par leur simple présence dans la bouche et dans le pharynx. Un sentiment de force et de bien-être parcourt le corps de la personne la plus affaiblie par l'abstinence, bien avant que le bol alimentaire ait parcouru

tout l'œsophage et franchi l'ouverture cardiaque de l'estomac.

Les aliments les plus variés produisent un chyle identique. Chez l'Européen omnivore, chez le Cosaque qui ne mange que des substances graisseuses, chez le Lapon, le Kamtschadale qui vivent de poissons à moitié pourris, chez l'Indien qui ne mange qu'une petite ration de riz, l'analyse présente les mêmes combinaisons dans le chyle, la lymphe et le sang. Le chyle est extrait du chyme et absorbé par les vaisseaux chylifères. Quant au sang, on l'a toujours vu passer des derniers vaisseaux capillaires artériels aux ramifications veineuses.

Maintenant, après avoir établi notre conception générale de la vie, nous allons exposer sommairement les faits principaux de la physiologie pratique; sommairement disons-nous, car ce qu'il est nécessaire et suffisant à l'homœopathe-praticien , de connaître des fonctions vitales, peut facilement se résumer dans un cadre aussi étroit que celui dans lequel nous avons renfermé l'anatomie. Nous nous contenterons de montrer comment l'homme, tel que nous le concevons, peut agir et se conserver, comment notre statue peut s'animer et vivre. Nous nous sommes efforcés non de tout embrasser, mais d'écarter au contraire toute espèce de superfluité. Ceux qui veulent tout approfondir trouveront dans les ouvrages spéciaux les détails désirés, d'innombrables observations qui prendront sous l'application de notre loi une signification nouvelle.

## Physiologie spéciale.

Laissant de côté les notions générales, nous allons examiner comment l'homme subsiste, agit et se perpétue dans le monde.

A. — L'homme se développe au moyen d'une fonction appelée par les anciens *nutrition*, mais que nous considérons, nous, comme une création continue, une réaction de la vie contre les choses du dehors.

La réaction vitale de l'homme, multiple dans ses actes, s'exerce contre tous les agents de l'univers sous les formes suivantes :

1° La digestion, réaction contre les aliments solides et liquides ;

2° La respiration, réaction contre les fluides gazeux ;

3° La circulation, réaction du sang, fluide vital, produit par les deux fonctions précédentes et pénétrant tous nos tissus dans lesquels il répand la chaleur et stimule la réparation ;

4° La sécrétion, réaction qui rejette au dehors de nous les résidus de nos diverses fonctions, ou qui produit divers fluides nécessaires au jeu des appareils organiques ;

5° L'innervation, réaction d'un fluide impondérable qui parcourt les cordons nerveux et rapporte au cerveau toutes les sensations perçues sur tous les points du corps, et transmet aux membres les mouvements volontaires ou organiques.

L'innervation, elle-même, comprend les cinq sens qui nous mettent à même de réagir contre les manifestations du monde extérieur : couleurs, sons, saveur, odorat, chocs ;

6° L'intelligence, couronnement de la vie, qui coordonne les faits épars pour en tirer des idées générales, et qui dément au besoin le rapport mensonger des sens pour les ramener à l'idéal sublime qu'elle contient.

B.—Arrivés à ce point, nous examinerons l'action de l'homme sur le monde que les physiologistes appellent la vie de relation. Ce groupe de fonctions s'exerce au moyen d'une seule faculté physique nommée locomotion, grossière en apparence, bien sublime si l'on réfléchit qu'elle embrasse la parole, l'écriture, la peinture, la musique, l'exercice de tous les arts, de toutes les industries qui peuvent embellir ou ravager la face de la terre, influer en bien ou en mal sur le sort de nos semblables.

C.— Après avoir étudié l'homme comme individu actif ou passif, il nous restera encore à considérer comment il se reproduit de manière à perpétuer son espèce, et nous clorons ce tableau en examinant, non plus l'homme pris dans un état abstrait et dans son intégrité, mais l'homme progressant et se modifiant suivant les âges depuis l'instant de la conception jusqu'à la mort.

## De la vie humaine

§ 1ᵉʳ. RÉACTION CONTRE LES SUBSTANCES SOLIDES ET LIQUIDES.

L'homme, représentant le plus élevé de l'archétype divin sur la terre, doit communier avec tout le reste de la création ; mais par cela même qu'il en est le couronnement et la fin suprême, il ne doit se mettre en rapport avec les autres substances de l'univers que lorsque celles-ci ont été élaborées par une suite d'épreuves successives et que, revêtant une forme dernière, elles sont devenues dignes d'être mises en contact avec le roi de la terre. Ainsi le règne minéral est impropre à entretenir en nous le feu sacré de la vie. Tout au plus lui empruntons-nous quelques assaisonnements, tels que le sel pour relever le goût des aliments que nous mangeons, aliments empruntés aux végétaux et aux animaux. Passons maintenant aux phénomènes qui s'accomplissent dans l'appareil digestif, déjà connu par la description anatomique que nous en avons donnée ci-dessus, les aliments broyés par les dents, imprégnés de salive, transportés dans le pharynx et l'œsophage, imbibés de suc gastrique dans l'estomac, s'y réduisent en une pâte grisâtre nommée chyme, s'imprègnent de suc pancréatique et de bile dans le duodénum, et s'y transforment en une substance laiteuse d'odeur spermatique, dont la quantité diminue en progressant, et en matières excrémentielles qui en parcourent les circuits et finissent par être rejetés hors du corps. Dans ce même trajet s'ouvrent béants les milliers d'orifices des vaisseaux chylifères, dans lesquels on trouve à l'heure de la digestion un liquide laiteux appelé chyle, similaire à celui que nous venons de voir résulter de la transformation du chyme.

Les vaisseaux chylifères, après divers détours, viennent se mêler au torrent général du sang. Mais avant de nous occuper de ce dernier fluide, dont nous traiterons au chapitre de la circulation, étudions la deuxième forme de l'alimentation, ou pour mieux dire notre réaction contre la partie gazéiforme de l'univers.

## 2. DE LA RESPIRATION.

La respiration occupera un peu plus notre attention que les autres fonctions, car, dans la physiologie générale, nous avons dû, pour établir notre principe, nous étendre par avance sur la digestion et la circulation, et nous avons à peine effleuré la question de la prétendue alimentation gazeuse.

Pendant que l'appareil digestif réagit contre les aliments solides, un autre phénomène, non moins important, la respiration, réagit contre l'atmosphère qui l'entoure par un mouvement alternatif d'expansion et de contraction.

Les poumons placés dans le thorax, comme nous l'avons vu en traitant de l'anatomie, se dilatent par l'action des muscles inspirateurs, le grand et le petit pectoral, les intercostaux et le diaphragme, grand muscle en forme de parapluie, qui sépare le thorax des organes contenus dans l'abdomen. L'air se précipite pour remplir le vide produit par cette dilatation, après avoir traversé la bouche ; il arrive au pharynx ainsi que nous l'avons vu pour les aliments ; mais là, par une admirable combinaison, il revient sur lui-même et s'introduit en totalité dans un canal placé en avant et un peu à gauche de l'œsophage, qu'on nomme le larynx, et qui est proprement l'organe de la voix, puis dans la trachée-artère, canal à anneaux cartilagineux, qui se bifurque pour former les deux troncs principaux des bronches , subdivisés eux-mêmes successivement en rameaux multipliés à l'infini jusqu'aux vésicules pulmonaires, dernières terminaisons de ces ramuscules devenus capillaires. Ces vésicules entrelacées avec le réseau capillaire des vaisseaux sanguins constituent le parenchyme même des organes respiratoires. C'est dans ce parenchyme que s'opère un acte non moins mystérieux et non moins inexplicable que celui de la digestion des aliments solides. Cet air que nous y avons vu pénétrer, composé des proportions ordinaires d'oxygène et d'azote, y laisse une portion de son oxygène et prend en échange une portion de carbone, qui, avec l'oxygène restant, forme de l'acide carbonique.

## 3. DE LA CIRCULATION.

Par le mot de circulation on entend la marche du sang à travers nos tissus. Ce fluide, en effet, contenu dans un appareil nommé circulatoire, parcourt une espèce de cercle dans lequel il traverse successivement et sans relâche les troncs veineux contenant un sang bleuâtre, refroidi, les vaisseaux capillaires du poumon dans lesquels il se revivifie , redevient rouge, vermeil, écumant ; les gros troncs artériels, les artères de plus en plus divisés, et enfin, un deuxième système capillaire répandu dans le parenchyme de tous les organes, dans lesquels il subit une élaboration directement inverse de celle qu'il a subie dans les poumons, c'est-à-dire que, de rouge et chaud, il redevient plus froid et bleuâtre, jusqu'au moment où il retourne aux poumons pour y subir de nouveau une de ses métamorphoses sans fin.

Le cœur peut être regardé comme un simple organe mécanique, une pompe aspirante et foulante destinée à forcer la marche du sang dans les divers canaux que nous venons de décrire.

On nous dit bien que le sang contient tous, *ou à peu près tous* les éléments du corps humain, sa fibrine est *presque* de la fibre musculaire; c'est donc avec raison que le sang lui-même a été appelé une chair coulante. Nous admettons toutes ces analogies ; nous faisons plus, nous les justifions et les adoptons en proclamant que rien ne se fait que par la *similitude*, dans l'économie vivante ; la réaction du chyme amène notre force vitale à produire le chyle, la fibrine détermine la production de la chair musculaire.

A la circulation nous rattacherons la *calorification* du corps. Quoique la production du calorique soit un fait purement vital comme tous les autres, quoiqu'elle dépende essentiellement du cerveau et que l'on supprime cette fonction, quand on supprime la communication du centre nerveux avec les diverses parties du corps, cependant, comme la production locale du calorique a lieu dans le parenchyme même, ou le tissu de tous les organes, sous l'influence immédiate du sang artériel, il n'est pas hors de propos de l'étudier à la suite de la circulation.

## Sécrétions.

Nous avons suivi jusqu'ici la série successive des créations par lesquelles la force vitale entretient et répare la substance de nos organes. Mais puisqu'en nous la production de la matière est continue, il faut bien que l'économie projette au dehors les matériaux créés surabondamment et se débarrasse des résidus des organes usés par le travail même de la vie. Il faut aussi que les humeurs nécessaires à la protection des tissus et au jeu des organes soient fournies aux diverses parties du corps qui les réclament. C'est ce qui a lieu en effet par la fonction dont nous parlons. Quoiqu'on l'appelle du nom grossièrement impropre de sécrétion, qui implique une séparation mécanique des principes du sang, nous lui conserverons néanmoins provisoirement cette apellation jusqu'à l'heure où une nomenclature nouvelle nous permettra de mettre en harmonie avec son principe la langue de la physiologie régénérée.

L'acte sécrétoire a lieu dans des organes nommés glandes, follicules, cryptes, etc, etc. Il comprend la formation de la salive, des larmes, du cérumen, de la bile, du suc pancréatique, de l'urine, etc, etc. Tous les organes sécréteurs résultent de deux ordres de vaisseaux abouchés l'un à l'autre par leurs ramifications dernières, l'un sanguin, apportant à l'appareil le stimulant nécessaire pour son action, l'autre sécréteur proprement dit, produisant les produits de la sécrétion.

Maintenant, laissant les considérations générales, nous allons étudier dans chaque organe la création des fluides spéciaux qui lui sont propres.

## Des sécrétions en particulier.

Les sécrétions forment deux classes bien distinctes : 1° les récrémentitielles, dont les produits, après avoir rempli un usage local, sont repris par l'ab-sorption interne, disparaissent ou rentrent dans le torrent de la circulation ; 2° les excrémentitielles, dont les produits sont rejetés au dehors, sous forme d'excréments.

§ 1ᵉʳ. SÉCRÉTIONS RÉCRÉMENTITIELLES.

On compte parmi elles : *a*, une exhalation du tissu cellulaire, exhalation albumineuse, qui s'exhale en vapeur du corps d'un animal récemment ouvert et qui constitue l'anasarque ou hydropisie générale, quand elle devient trop abondante.

*b*. LES SÉCRÉTIONS DES MEMBRANES SÉREUSES.

Ces membranes sont : l'arachnoïde, la plèvre, le feuillet interne du péritoine et du péricarde, et la membrane vaginale du testicule.

Ces membranes ont la forme d'un sac sans ouverture, d'un côté tapissant la cavité splanchnique dans laquelle elles existent, de l'autre revêtant les viscères qui y sont contenus, servant ainsi de lien à l'une et aux autres, et repliées conséquemment au dedans d'elles-mêmes, comme l'est la lame interne d'un bonnet de coton relativement à l'externe. Par leur face externe, elles adhèrent dans l'une de leurs moitiés à la cavité splanchnique, et dans l'autre aux viscères en leur servant de pédicule. Leur face interne, au contraire, est libre et répond à la cavité qu'elles forment dans leur ensemble. C'est à celle-ci que suinte l'humeur qu'elles sécrètent. Quant à leur texture, elles sont des organes sécréteurs exhalants, c'est-à-dire, qu'en elles le système vasculaire qui y apporte les matériaux de la sécrétion, se continue sans aucun intermédiaire avec le système vasculaire exhalant. Ce sont des membranes très minces, transparentes, blanches, luisantes à leur surface libre, dont le fond est celluleux, et dans la trame desquelles les artères devenues capillaires se continuent avec de nombreux vaisseaux exhalants.

Ces membranes sécrètent, par le mécanisme général des sécrétions, un suc sous forme de vapeur, d'halitus, qui entretient la souplesse de la mem-



5

brane, et est repris par l'absorption interne en même proportion qu'il est exhalé.

Dans l'état naturel, jamais ce suc ne fait amas dans la cavité de la membrane séreuse, parce que l'absorption interne le reprend à mesure qu'il est exhalé. Mais dans l'état maladif, cela n'est pas de même, par exemple, dans les diverses hydropisies : toujours aussi il s'y accumule un peu après la mort. Il est versé au lieu où il doit agir aussitôt qu'il est fait, par le seul fait de la disposition mécanique des parties ; et l'on ne peut pas séparer son excrétion de sa sécrétion.

Ses usages locaux sont de former, à la surface des viscères, une atmosphère chaude, humide, qui entretient leur température, leur souplesse, et facilite leurs mouvements.

### c. SYNOVIE.

On appelle synovie l'humeur grasse qui, versée dans les articulations mobiles, y enduit la surface des os et en facilite les mouvements.

Les membranes synoviales sont multiples. Il en existe dans toutes les articulations mobiles, dans toutes les coulisses et gaines où se meuvent des tendons ; enfin on en trouve en quelques endroits sous la peau, partout où cette membrane recouvre des parties qui exercent de grands et fréquents mouvements, comme entre la peau et la rotule, entre l'olécrane et la peau, etc. Ces dernières sont appelées bourses synoviales sous-cutanées. Toutes, comme les membranes séreuses, forment des sacs sans ouverture ; elles adhèrent, par leur face externe, à la cavité de l'articulation, de la coulisse de tendon qu'elles tapissent ; et par leur face interne, elles sont libres et ne répondent qu'à elles-mêmes. C'est de ce côté qu'elles exhalent. Leur texture intime est celle des membranes séreuses ; savoir : une trame celluleuse pénétrée par des vaisseaux capillaires sanguins, qui se changent promptement en vaisseaux exhalants.

### d. LA GRAISSE.

On a cherché à constater dans le sang la pré-existence de la graisse, mais inutilement. Il est constaté aujourd'hui que cette humeur est sécrétée par un tissu particulier, qu'on a nommé tissu adipeux. La graisse est à l'état fluide dans le corps vivant, se coagulant à la sortie, jaune, inodore, fade, et plus légère que l'eau.

Avec le tissu cellulaire, elle remplit les vides des parties, conserve la température, et se dissipe rapidement par l'abstinence. Dans ce dernier cas, elle paraît être mise en réserve, pour servir de stimulus à la force vitale, lorsque les aliments du dehors viennent à manquer.

### e. MOELLE.

La moelle paraît une variété de la graisse déposée dans la cavité et la porosité des os.

### f. MUCUS COLORANT.

Entre le derme et l'épiderme est un tissu qu'on appelle corps muqueux. Ce tissu exhalte un mucus ou *pigmentum* auquel est due la coloration de la peau, poussée jusqu'au noir foncé chez les africains. L'usage de ce pigmentum paraît surtout être propre à modifier l'impression des rayons solaires.

La coloration de l'iris et la couleur noire de la choroïde peuvent être rapportées à cette sécrétion.

### g. HUMEURS DE L'ŒIL

Ces humeurs, comme nous l'avons vu aux organes des sens, sont au nombre de deux : l'humeur aqueuse et le corps vitré. Elles servent à la réfraction des rayons lumineux et à donner la consistance à l'organe visuel.

— 19 —



§ 2ᵉ. _DES SÉCRÉTIONS EXCRÉMENTITIELLES._

*a.* —L'humeur sébacée est une substance grasse, versée par des follicules à la surface de la peau pour la défendre de l'impression des liquides et entretenir sa souplesse. Fluide à la surface et aux ailes du nez, plus épaisse et plus colorée aux aines et aux aisselles, butyreuse autour du mamelon des seins, savonneuse et odorante aux parties génitales, huileuse à la tête : elle forme dans le conduit auditif le cérumen d'une couleur jaune ou orangée, et aux yeux la chassie ou l'humeur de Meibomius.

*b.* — La membrane muqueuse qui se replie pour entrer dans l'intérieur du corps, à la bouche, à l'anus, à l'urèthre, etc., etc., est garnie de follicules qui sécrètent des sucs qui les lubrifient, connues sous le nom de mucus, très semblables en général, mais distinguées d'après le lieu de leur origine par les noms de nasal, buccal, intestinal, vaginal, bronchique, etc., etc. Le moucher et le cracher sont les deux actes principaux par lesquels nous évacuons les mucosités surabondantes dans les cavités nasales ou pulmonaires. L'éternuement et la toux suppléent parfois instinctivement à ces deux actions volontaires. Il est du reste remarquable que la nature a superposé avec un art merveilleux les réservoirs des mucus. Ainsi le nez reçoit les sucs de l'œil, la bouche, ceux du nez, et l'estomac, enfin les reçoit tous trois au besoin, de sorte que ceux qui ne sont pas excrétés par les ouvertures supérieures, ont la ressource de s'écouler par celles du dessous

*c.* — Les larmes, sécrétées par un petit appareil glandulaire servant à entretenir l'humidité et la transparence de l'œil. Facilement provoquées par les émotions morales, elles prennent le nom de pleurs.

*d.* — Salive. Trois glandes salivaires situées de chaque côté de la bouche y versent un suc albumineux nommé salive, par des conduits excréteurs qui s'ouvrent dans cette cavité. La salive contribue à la gustation, à la déglutition et à la digestion des aliments. Le docteur Bernard lui a trouvé trois usages différents.

*e.* — Suc pancréatique, est versé par le pancréas dans le duodénum, où il contribue à la chylification.

*f.* — Bile. *Appareil de la sécrétion biliaire.* Il se compose du *foie*, glande qui effectue la sécrétion; du *canal hépathique*, qui est le conduit excréteur par lequel la bile coule; de la *vésicule biliaire*, qui est un réservoir dans lequel une certaine quantité de la bile se met en dépôt; du *canal cystique*, qui est le conduit excréteur de cette vésicule; et enfin du canal *cholédoque*, canal qui est formé par la réunion des canaux hépatique et cystique, et qui conduit la bile immédiatement dans l'intestin duodénum.

Les éléments anatomiques du foie sont: 1º une artère dite *hépatique*, branche du tronc cœliaque ou opisthogastrique, qui, pénétrant dans le foie par la scissure transversale, se ramifie dans tous les points de la substance; 2º la *veine porte*, tronc commun de toutes les veines des organes digestifs et de la rate, qui, pénétrant par cette même scissure transversale, se distribue aussi au tissu du foie, suivant dans ses divisions toutes celles de l'artère hépatique : ces deux systèmes vasculaires sanguins qui se distribuent au foie ont été tour à tour considérés comme apportant au foie les matériaux de la sécrétion ; 3º le système vasculaire sécréteur qui, naissant de toutes les parties du foie par des extrémités capillaires, aboutit enfin à deux ou trois gros troncs qui sortent du foie par la scissure transversale, et au delà se réunissent en un seul qu'on appelle le *conduit hépatique :* les divisions de ce système vasculaire sécréteur accompagnent aussi, dans le parenchyme du foie, toutes celles de l'artère hépatique et de la veine porte.

Le *conduit hépatique* est le tronc commun de tous les vaisseaux sécréteurs du foie ; il sort de cet organe à sa face concave par la scissure transversale. Situé entre les deux feuillets de l'épiploon gastro-hépatique, dans le tissu cellulaire lâche qui unit tous les vaisseaux et nerfs qui entrent ou sortent par cette scissure, il descend obliquement en dedans, et après un pouce et demi de trajet, il se joint à angle aigu au canal de la vésicule, au *canal cystique*, pour former au delà par sa réunion avec lui, le canal dit cholédoque.

La *vésicule biliaire* est une petite poche membraneuse, pyriforme, située à la face inférieure et concave du foie à laquelle elle est fixée au-dessus du colon et du duodénum, et dans laquelle se met en dépôt une certaine quantité de bile.

Le *conduit cystique* est un conduit du même genre que l'hépatique, naissant au col de la *vésicule*, garni en ce lieu de plusieurs valvules ; et après un trajet d'un pouce et demi venant se réunir, sous un angle très aigu, au canal hépatique.

Enfin le *canal cholédoque* résulte de la réunion de ces deux conduits, hépatique et cystique ; il paraît cependant être plutôt la continuation du premier. Situé dans l'épaisseur de l'épiploon gastro-hépatique, il va, après un trajet de quatre pouces, s'ouvrir dans le duodénum, à l'union de la seconde courbure avec la troisième ; il ne perce que graduellement les trois tuniques de ces intestins, rampant quelque temps entre la musculeuse et la muqueuse.

Enfin nous arrivons à la *sécrétion des urines*, fonction capitale dans l'économie. Les physiologistes lui attribuent la fonction de débarrasser l'économie des résidus et des détritus animaux, que le sang reçoit dans son cours à travers le parenchyme de tous les organes. Elle leur paraît donc être une sécrétion essentiellement dépurative , et recevoir du sang la plupart des éléments qu'elle rejette au dehors. Cependant nous serons obligés de reconnaître également que, dans l'acte uropoétique, il y a évidemment aussi création de certains éléments.

La force créatice de la vie éclate donc aussi dans cette fonction, et ici encore les physiologistes sont obligés de renoncer à leurs hypothèses matérialistes, par l'impuissance d'expliquer les faits observés sans recourir au dynamisme vital.

La fonction urinaire s'exécute, comme nous l'avons vu, au moyen de deux organes glanduleux nommés les reins, dans lesquels on distingue les substances corticale, tubuleuse et mamelonée, puis les urétères, qui conduisent l'urine produite dans les reins au réservoir de la vessie, et enfin l'urèthre, qui rejette ce liquide au dehors.

Les artères rénales ou émulgentes détachées du gros tronc de l'aorte, sont assez volumineuses pour transporter au rein un huitième de tout le sang contenu dans le gros tronc de l'arbre artériel. On peut juger par là de l'importance dévolue à l'acte qui s'effectue dans l'appareil uropoétique.

L'urine du reste n'existe pas dans le sang. Si on lie les artères rénales il y a mort, il est vrai, mais on ne trouve d'urine en aucun point de l'économie. Si au contraire on lie les urétères, la sécrétion s'accomplit, et ce n'est plus l'excrétion qui fait défaut. Dans ce cas aussi il y a mort, mais l'urine regorge dans l'économie ; faite au rein comme à l'ordinaire, elle reflue dans le sang où elle produit l'effet d'un liquide étranger et délétère. La perspiration cutanée, la sueur, les vomissements ont aussi un caractère urineux.

### § 5e. INNERVATION ET MORAL.

Enfin, grâce à Dieu, nous échappons, en finissant l'histoire des sécrétions, aux hypothèses matérialistes. Les idées d'assimilation vont s'éloigner de nous, et nous pourrons citer sans les refuter les opinions des physiologistes. Etrange contradiction ! Dans les systèmes inférieurs de l'organisme, on ne trouvait que des hypothèses chimiques et physiques ; arrivé aux systèmes nerveux et à la pensée, on ne va s'appuyer que sur la psychologie. Y a-t-il donc deux hommes dans l'homme ? deux êtres dans un être ? Nous ne tomberons pas, quant à nous, dans cette contradiction. Nous n'avons qu'une loi , qu'un principe, qu'une science ; et en parlant des appareils supérieurs de l'homme, nous n'aurons qu'à répéter sous de nouvelles formes ce que nous avons dit précédemment.

Le système nerveux, comme nous l'avons vu à l'anatomie, est composé d'une masse centrale, le cerveau, de la moelle épinière et de cordons ou filets décroissants, qui se répandent dans le parenchyme de tous les organes, et dans les organes des sens pour y recevoir les impressions internes et celles du monde extérieur, qu'ils rapportent au cerveau. Les nerfs ont également pour fonctions de communiquer à tous nos organes le mouvement et les déterminations de l'âme.

Ces deux fonctions sont éminemment vitales et manifestent d'une manière irréfragable la présence dans notre monde des forces spirituelles.

En effet, en déterminant la locomotion, en mettant en jeu de concert avec le système sanguin toutes les fonctions organiques, le système nerveux produit effectivement le mouvement. Ce fait est tellement réel, que si nous soulevons un poids léger à une grande hauteur et le laissons retomber, il produira en tombant les effets mécaniques les plus puissants, ou brisera par sa chute les corps les plus durs. Remarquons bien du reste que les cordons nerveux, très mous de leur nature, insérés à leur terminaison dans la masse pulpeuse du cerveau, n'ont aucun des caractères attachés à une puissance motrice ordinaire, et que c'est bien par une vertu intime qu'ils tirent de l'âme la force nécessaire pour agir sur le monde environnant.

Si maintenant nous considérons la faculté que possèdent les nerfs de transmettre les sensations au cerveau, nous y trouverons de nouvelles preuves d'une intervention spirituelle. Comment en effet tous les phénomènes de la nature peuvent-ils être portés à l'âme par un cordon blanchâtre, étendu entre le cerveau et les organes des sens? C'est un problème qui défiera à jamais tous les efforts de la science matérialiste.

Ne manquons pas non plus à ce sujet de revenir sur ce que nous avons dit dans la physiologie générale au sujet des sensations, c'est-à-dire que l'âme ne voit rien, n'a jamais rien vu et ne verra jamais rien du monde extérieur. Toutes les sensations du tact, de l'ouïe, du flair, de l'odorat, du goût, n'ont absolument rien du dehors; elles existent toutes en nous; elles s'éveillent, il est vrai, à propos du monde extérieur analogue à celui qui existe au dedans de nous, et sans cette stimulation l'homme resterait plongé dans un état semblable à la mort.

### Sommeil.

A la suite de l'action nerveuse, nous nous occuperons du sommeil, cet état particulier du système nerveux, qui pendant la suspension des fonctions animales répare ses pertes et déploie une activité particulière. C'est par suite de cette considération que dans la notation algébrique nous lui avons donné pour expression J $\psi$, c'est-à-dire fonction du système nerveux, sans pour cela rejeter l'opinion de ceux qui le regardent comme un état particulier du cerveau. Il est certain que pendant le sommeil les nerfs se remettent des fatigues éprouvées pendant la veille.

### Songes.

Dans le sommeil le plus profond, l'intelligence de l'homme n'est jamais inactive. Dans quelque période de son sommeil que l'on réveille un observateur attentif, il reconnaîtra que son cerveau était occupé par un travail actif; et s'il s'étudie à bien démêler ce qui se passe en ce moment, il sentira tout un monde d'idées très net qui bouillonne en lui, et que le réveil fait évanouir comme une volée d'oiseaux effarouchés par le bruit, ou le champ optique d'une lanterne magique quand on introduit tout à coup une vive lumière dans la chambre obscure où elle étale ses merveilles.

Nous devons à M. J.-V. Martins, directeur de l'institut homœopathique du Brésil, une remarque psychologique remarquable : c'est que dans les expériences pures bien conduites, l'état moral du sommeil était en opposition avec celui de la veille. Ainsi lorsque l'esprit est pendant le jour accablé de tristesse, les songes sont gais et réjouissants. La gaîté excessive pendant le jour est au contraire remplacée la nuit par des songes pleins d'anxiété et de souffrance.

C'est par la même raison que, dans une âme élevée par la raison et le sentiment religieux, les souvenirs produisent peu à peu des émotions bien différentes des impressions primitives qu'ils rappellent. Les époques de joie et de gaîté évoquées par la mémoire, éveillent dans l'âme un sentiment de mélancolie et parfois d'angoisse. Les grandes douleurs, au contraire, quand elles ont été guéries par le cours des années, donnent à l'âme une force, un ressort et un courage qui approchent du contentement.

C'est ainsi que tous les extrêmes se sont donnés

Tendez-vous dans ce point imperceptible de l'univers qui constitue notre être transitoire.

Maintenant nous ne devons pas douter que ces réminiscences de notre état moral pendant le sommeil, que nous appelons des songes, ne sont elles-mêmes que la traduction dans le langage du temps des actes spirituels d'un ordre supérieur qui se passent alors dans notre âme. Celle-ci, dégagée par le sommeil de la tyrannie des sens, échappe avec joie aux illusions du monde phénoménal, et rentre dans le domaine des réalités par un acte tout à fait analogue au somnambulisme magnétique. Dans cet état elle règne dans le domaine des causes, et prend en pitié le néant de la vie à laquelle elle est condamnée pour quelques instants.

Par malheur, le souvenir de cet état supérieur échappe à chacun de nous au réveil, comme il échappe aux somnambules des magnétiseurs, et dans notre misère nous ne retrouvons rien de nos grandeurs nocturnes.

Cependant c'est dans le sommeil que les hommes dits de génie reçoivent généralement leurs inspirations. C'est dans cet intervalle de langueur qui précède le réveil complet que se manifestent les pensées hardies, les conceptions supérieures, qui fournissent aux collections de faits cette loi suprême, que les académiciens prétendent originaires de l'observation matérielle, comme si la matière pouvait dominer l'esprit, comme si la négation pouvait s'imposer au réel.

Un jour que l'on demandait à Sylla les causes de sa fortune, il répondit : « J'ai su comprendre mes songes, et me suis laissé guider par les avertissements qu'ils me donnaient. »

Du reste, si les songes sont un reflet de l'état spirituel, une simple traduction en hiéroglyphes des visions d'en haut, il faut bien les distinguer des rêves, qui sont un simple bouillonnement des éléments psychiques apportés en nous par les impressions diurnes. Ceux-ci sont rarement concluants; et c'est en prenant leur inverse que le vulgaire en tire quelquefois des présages véridiques, ce qui rentre tout à fait dans notre théorie, puisque la matière est l'antithèse de l'esprit. Aussi les experts en onirocritie ne manquent pas de remarquer avec soin l'heure de la nuit où le songe a eu lieu, et de régler leur interprétation d'après cette époque.

## Vie de relation.

Nous avons vu que le système nerveux, concurremment avec le sang artériel, évoquait tous les actes de la vie et produisait le mouvement.

Nous allons étudier ici la locomotion volontaire, qui donne naissance aux actes de la vie de relation. C'est par elle en effet que nous communiquons avec nos semblables et que nous produisons la parole, l'écriture, les gestes, la peinture et l'industrie qui nous soumet la nature.

Les organes qui subissent l'action motrice dans le corps humain sont les muscles et les os.

Les os ne sont que des leviers passifs sur lesquels les muscles insérés agissent à la façon de cordages ; et ce qu'il y a de remarquable, c'est que généralement ces leviers sont ceux du troisième genre, dans lesquels la puissance est sacrifiée à l'étendue et à la rapidité de l'action, preuve intéressante de la destination de l'homme, qui n'est pas fait pour des travaux grossiers mais pour distribuer habilement les forces que la mécanique perfectionnée met à sa disposition.

Les muscles, aussitôt qu'une volonté est formée, entrent en contraction, c'est-à-dire, rapprochent leurs extrémités de leur centre, avec une force, une durée et une mesure dépendantes de la volonté. Les fibres qui les composent se fléchissent en zig-zag sur divers points de leur longueur et se raccourcissent subitement sous l'influx d'un fluide nerveux, qui est apporté du cerveau, par les nerfs dans chacune de leurs fibrilles.

Par l'action des muscles, l'homme saisit les objets, se tient debout, marche, exerce ses sens et se met en rapport avec ses semblables et le monde. La parole, les chants, les gestes exigent leur concours.

Disons quelques mots sur la fin de la vie humaine.

En vieillissant, l'homme et la femme perdent la faculté de se reproduire. Les deux sexes parcourent alors presque les mêmes phases de décadence et arrivent à l'instant prévu de leur décomposition physique. La mort vient alors les délier des chaînes de la matière et ouvrir à leur âme rajeunie les portes d'une existence nouvelle.

Quand l'heure de cette transition a été préparée par une vie sage ; quand elle est adoucie par le témoignage d'une bonne conscience, elle n'a rien des horreurs dont notre imagination et la douleur des assistans semblent l'entourer. La mort naturelle, sachons-le bien, n'est qu'un acte physiologique comme tous les autres. Elle consiste dans un simple assoupissement comme celui qui précède le sommeil de chaque soir et dénoue les liens de la vie, sans que le patient s'en aperçoive. C'est pour cela que l'on voit si souvent à cette heure solennelle le visage des mourants s'éclairer d'un céleste sourire.

Il est vrai que ce que l'on appelle la mort naturelle est un fait rare dans notre prétendu siècle de progrès et de lumière. Des maladies cruelles et rendues incurables par la médecine vulgaire coupent la trame de nos jours à une époque de la vie où notre enveloppe matérielle ne peut se dissoudre sans douleur ; mais dans ce cas-là encore, la nature adoucit par des gradations successives les angoisses de ce terrible passage, qui est bien moins effrayant de près que de loin. Du reste, aujourd'hui que l'homœopathie guérit un si grand nombre de maladies et les adoucit toutes sans exception, ceux qui subissent encore les tortures inhérentes à la médication vulgaire ne peuvent s'en prendre qu'à eux-mêmes.

Nous croyons avec Hufeland que la durée moyenne de la vie peut être portée beaucoup au delà du terme actuel et peut être jusqu'à deux siècles. A peine, dit ce grand observateur, voyons-nous un homme sur dix mille arriver à l'âge de cent ans. Tous les autres meurent de mort accidentelle ; sous ce rapport, les animaux sont mieux partagés que l'homme. Nous voyons qu'ils vivent pendant une période de temps huit fois plus étendue, que la période de leur développement. Or, si cette période est de vingt-cinq ans chez l'homme, ne pouvons-nous pas en conclure qu'il pourrait arriver à l'âge de deux cents ans ?

## Observations sur les fonctions génératrices.

Les sensations qui se manifestent chez l'homme pendant l'émission de la liqueur spermatique ne doivent pas être confondues, comme on l'a fait jusqu'ici, avec le sens du toucher. Les impressions du tact si vives dans la copulation jouent en effet une grande part dans cette fonction ; mais elles ne sont qu'un prélude de la sensation vénérienne elle-même, qui a lieu pendant la friction rapide du sperme éjaculé contre les parois du canal de l'urèthre. Différente de toutes les autres, cette sensation fugitive, loin d'être rapportée au toucher, serait avec plus de raison assimilée au sens du goût. Le sperme, dans des conditions de bien-être, de santé et d'un amour partagé, offre une certaine saveur que l'on pourrait assimiler à celle d'un breuvage doux ou sucré. Dans les circontances contraires et chez les hommes épuisés par la débauche, on pourrait la comparer encore à des saveurs âcres et mordicantes que produisent certains sels métalliques ou même à l'action du galvanisme. Cette différence est surtout appréciable dans les maladies du canal de l'urèthre.

Les femmes n'ayant pas de liqueur séminale, éprouvent seulement un spasme, qui retentit sur le système ganglionnaire et dont la durée plus longue ou la répétition plus fréquente est moins énervante que l'acte vénérien chez l'homme.

En somme, malgré certains physiologistes, la matrice paraît être dans un état d'activité continu tant que dure l'époque pendant laquelle la femme est féconde. Et si ses mouvements, qui sont sous l'empire des nerfs ganglionnaires, sont le plus souvent inaperçus, parce que les semations sont obtuses ; ils ne sont pas moins réels et appréciables par leurs résultats. Chaque mois, la matrice devient graduellement le centre d'un mouvement fluxionaire et entre dans une espèce d'érection lente, qui aboutit au détachement de l'ovule ; et dans des circonstances heureuses, l'ovule est fécondé par le contact du sperme. Dans le cas contraire, la crise a lieu par le dégorgement des vaisseaux sanguins, qui avaient accumulé les matériaux de la nutrition du nouvel être, et le flux menstruel s'établit. Mais à peine a-t-il cessé, que le même travail prépare une nouvelle crise qui arrive après vingt-sept ou vingt-huit jours. Avec un peu d'attention, il serait facile de saisir à l'époque des règles la turgescence de l'utérus, et d'ailleurs les petites incommodités auxquelles les femmes sont sujettes en ce moment, la pesanteur dans les lombes, la région anale et le périné en sont des indices suffisants. Le col de la matrice, qui est accessible à nos moyens d'investigation ; est assez gonflé en général pour nous donner une idée de l'augmentation du reste de l'organe. Il faut prendre garde, si on l'observe, de ne pas prendre pour un état d'inflammation ce qui n'est que le résultat passager d'une fonction naturelle. L'allaitement seul suspend en partie ce mouvement alternatif de l'utérus. Car si la femme ne nourrit pas et qu'elle soit bien portante du reste, les règles reprennent leur cours ordinaire un mois après l'accouchement.

Tout le monde connaît les nombreuses incommodités inhérentes à l'état de grossesse. Rappelons cependant que la gêne qu'éprouvent les organes digestifs, l'obstacle qu'oppose l'utérus au libre abaissement du diaphragme, apportent aussi quelques troubles mécaniques dans la digestion et la respiration.

Quoi qu'en disent les anciens physiologistes, il est aisé de voir par ce tableau que l'état de grossesse ressemble plus à l'état de maladie qu'à celui de la santé. Nous, qui ne reconnaissons pas cette distinction, et qui regardons les fonctions elles-mêmes comme de petites maladies, dont la guérison est plus facile, nous trouvons dans les phénomènes de la gestation une confirmation de nos idées. Hélas ! notre existence sur la terre peut être regardée elle-même comme une maladie, dont le terme certain est la mort. Notre vie n'est qu'une longue lutte contre le néant. Elle porte, quoi qu'on fasse, le caractère de la dégradation et de la chute, et tout au plus pouvons-nous diminuer les maux dont elle est assaillie. Le parfait bonheur, comme la parfaite santé, sont des chimères qu'il ne faut pas s'obstiner à chercher ici-bas. Grâce aux progrès du spiritualisme, on arrivera, et prochainement, il faut le croire, à dissiper, pour la plus grande partie, les souffrances qui accablent aujourd'hui notre malheureuse espèce. La guerre, la prostitution, la misère, peuvent et vont disparaître ainsi que les maladies qui nous déciment ; mais même dans ce nouvel ordre de choses, qui lui rappellera les délices d'Eden, l'homme sentira une langueur et un dégoût de lui-même, qui lui révèleront le néant de son être et la contingence de cet univers, plus évidement que les souffrances aiguës d'aujourd'hui, qu'il croit le seul obstacle interposé entre lui et une félicité parfaite. Ne voyons-nous pas déjà les heureux de la terre recourir au suicide pour échapper au spleen ?

Hélas ! oui ; nous qui rêvons des progrès à peine soupçonnés de la foule, nous l'avouons, ces progrès ne seront que relatifs encore. La perfection est inatteignable. L'homme soupirera au milieu de toutes les délices du globe régénéré. Il ne peut se reposer que dans le sein de Dieu, sa fin dernière.

Excepté de légères différences de caractère, qui est toujours plus résolu et plus emporté chez les garçons, les deux sexes parcourent à peu près les mêmes phases physiologiques jusqu'à l'époque de la puberté.

Cette crise, un peu plus tardive chez l'homme, trace tout à coup une ligne de démarcation tranchée entre les deux moitiés de l'espèce humaine, établit des différences qui deviennent la source d'un attrait mutuel, et par les émotions de l'amour prélude aux graves occupations de la famille.

Le phénomène le plus saillant de la puberté chez l'homme est la sécrétion du sperme, qui amène le développement du système pileux. Sous cette influence, la glotte double à peu près de volume et la voix, changeant complètement de timbre, baisse d'une octave entière, de manière que dorénavant, en voulant chanter à l'unisson avec la femme, il chantera en réalité à une octave en dessous.

Les changements chez la femme sont plus sensibles encore. Une vie nouvelle se développe dans les organes de la génération. Les ovaires deviennent le siège d'un travail particulier. Un ovule s'en détache et arrive dans l'utérus surexcité. Une exsudation sanguine se manifeste dans cet organe et dans le vagin. Le flux menstruel est établi. Désormais, dans des circonstances favorables, cette évacuation se continuera tous les vingt-huit jours jusqu'à l'âge critique, qui habituellement commence après l'âge de quarante ans.

Le sang des règles, d'un aspect séreux, est presque totalement dépourvu de fibrine et incapable de se coaguler. Quand on le voit se prendre en caillots, on est autorisé à présumer que l'on a affaire à une véritable hémorrhagie distincte du flux cataménial.

Il y a quelques années, lorsque le détachement de l'ovule, aux époques menstruelles, fut établi d'une manière positive, on proclama que la conception n'était possible que peu de jours avant et après cette époque. Cette assertion ne s'est nullement confirmée. Il est certain, comme on l'avait remarqué depuis longtemps, que la conception est plus facile à l'apparition des petites incommodités qui précèdent les règles et pendant les cinq ou six jours qui les suivent, mais elle ne devient pas impossible dans l'intervalle qui sépare ces deux moments. Les observateurs s'étaient trop hâtés de généraliser quelques faits isolés, qui semblaient donner à leur découverte une importance pratique qu'elle ne paraît pas avoir.

Après quarante ans, comme nous l'avons dit, et dans une période très difficile à déterminer exactement, l'ovulation n'a plus lieu, et le flux menstruel, qui en est le symptôme extérieur, prend fin également. La femme cesse d'être féconde.

Pour en revenir à l'état des mères, il est bien naturel qu'elles doivent au moins connaître leur état avec certitude. Parmi les phénomènes que nous avons énumérés plus haut, quels sont ceux qui pourraient fixer leurs doutes?

Parmi ces nombreux phénomènes concomitants et consécutifs de la grossesse, quels sont ceux qui peuvent avec certitude annoncer cet état? D'abord ce ne sont pas les phénomènes sympathiques que nous venons de relater en dernier lieu; ils peuvent éclater lors d'une irritation de l'utérus développée par toute autre cause. Ce ne sont pas non plus les effets résultant de la pression exercée par l'utérus sur les parties circonvoisines; on les observe de même lorsque, par une maladie, l'utérus a acquis un développement insolite. La suppression des règles n'est pas un signe plus sûr, puisqu'elle arrive sou-

vent par des causes autres que la grossesse. Nous en dirons autant du développement du ventre, qui s'observe de même lors d'une tumeur quelconque des organes abdominaux. Les changements que le toucher fait reconnaître dans le col de l'utérus ne sont ni assez considérables, ni assez constants dans les premiers mois, pour que, par eux, on puisse affirmer cet état; ils peuvent survenir d'ailleurs à l'occasion d'une tumeur de l'utérus. Les mouvements de l'enfant, qui d'ordinaire se font sentir de trois mois et demi à quatre mois, sont les seuls signes qui permettent d'assurer la grossesse; avec tous les autres phénomènes, on n'a que des présomptions. Ceci cependant ne doit s'entendre que des quatre premiers mois : plus tard, il n'y a plus de possibilité de douter. D'un côté, les mouvements de l'enfant sont chaque jour sentis par la mère. De l'autre, le toucher fait reconnaître distinctement un fœtus dans l'utérus, en déterminant ce qu'on appelle le *mouvement de ballottement;* si on le pratique à la fin de la grossesse, le col déjà aminci et ouvert laisse sentir au travers de lui l'œuf, et même permet de reconnaître quelle est la partie du corps de l'enfant qui se présente. Enfin M. de Kergaradec a découvert qu'en appliquant le stéthoscope à l'abdomen d'une femme enceinte, on pourrait distinguer et les battements artériels du placenta et ceux du cœur de l'enfant, les premiers, dès le cinquième mois de la grossesse, et les seconds, un peu plus tard. On n'a aucun moyen de deviner le sexe de l'enfant que contient l'utérus.

La grossesse dans l'espèce humaine comporte une durée de neuf mois, et finit à la trente-deuxième semaine, du deux cent soixante-quinzième au deux cent quatre-vingtième jour. Il y a cependant ici probablement quelques variétés; mais ceci a trait à la question des naissances prématurées ou tardives.

## Réfutation de la théorie de l'assimilation.

En commençant à élever l'édifice de la physiologie nouvelle et nous trouvant obligés en même temps de faire la critique de la science que celle-ci remplace, nous nous sommes trouvés aussi embarrassés que Hahnemann le fut dans ses premières attaques contre l'allopathie. En effet, ces vieilles doctrines n'ont point, comme les conceptions vraiment scientifiques, un principe général qui leur serve de point de départ et sur lequel on puisse porter des coups assurés, ou si elles ont en effet un principe semblable, c'est à leur insu, et il faut d'abord le dégager du cahos des faits incohérents qui le dissimulent aux regards. Telle est l'œuvre que Hahnemann se vit forcé d'accomplir d'abord quand il voulut foudroyer la médecine ancienne. Il trouva au milieu de toutes les divagations de l'école une idée fondamentale, qui dominait le plan de tous les traitements, et cette idée, c'est qu'il fallait combattre la maladie, qu'il fallait agir par la loi des contraires. Ce principe, que jamais les allopathes n'avaient pris la peine de formuler, tant il leur paraissait hors de toute contestation, était bien en effet la base de toutes les doctrines du passé, et cela est si vrai que, malgré les protestations nombreuses, la dénomination d'allopathes créée par Hahnemann, a fini par être acceptée même par nos ennemis, et que dans nos discussions ils se parent du titre qu'ils tiennent de la munificence de notre maître.

La vieille physiologie est absolument dans le même cas que la médecine. Elle aussi, a , sans s'en douter, un principe général, un principe qu'elle a laissé de côté, qu'elle n'a jamais cherché à prouver, parce qu'il lui paraît l'évidence des évidences, l'axiome incontestable entre tous. Ce principe c'est celui de l'*assimilation*, que nous avons été obligés de dégager de la masse des faits dont il était surchargé, et que nous offrons à la physiologie vulgaire avec la confiance qu'elle voudra bien accepter de nos mains ce drapeau, comme la médecine a accepté celui des contraires des mains de Hahnemann.

Ce premier pas obtenu sera très important, car, dans la guerre des idées comme dans celle des armées, la première chose est de savoir à qui l'on a affaire, et rien n'est plus dangereux qu'un ennemi insaisissable et caché.

La vieille physiologie roule donc toute entière sur l'assimilation par le corps vivant de toutes les substances extérieures.

Notre doctrine est que la réparation des muscles, des os, du tissu cellulaire et de tous les autres solides du corps humain a lieu, par une émanation de la force créatrice interne qui, à mesure qu'elle est exaltée par des réactions heureuses contre le monde extérieur, projette du centre de vie les matériaux de notre être matériel. C'est là l'ensemble des forces qui résistent à la mort, selon la définition de Bichat. Notre hypothèse est la seule qui puisse rendre raison de tous les phénomènes organiques et vitaux, et ce mérite doit la faire prévaloir, quelle que soit la répugnance des médecins à sortir des ténèbres du matérialisme. Il ne s'agit point ici ni des préférences, ni des goûts, ni même des intérêts de Messieurs de l'Académie. Si après être revenue à Dieu par l'élan du cœur, l'humanité y revient aujourd'hui par la science, prenez-en votre parti, Messieurs de l'Institut; n'essayez pas de lutter contre ce mouvement, il est plus fort que vous, il vous écraserait.

Au milieu de toutes les contradictions et de toutes les impossibilités qu'entraîne la vieille théorie de l'assimilation, il est plaisant de voir les efforts des professeurs de la science.

La formation du chyle, comme toutes les créations vitales qui se produisent dans l'intérieur des organes sécrétoires et dans les capillaires du poumon ou de la périphérie vasculaire, se passe dans le domaine des infiniment petits, où Adelon reconnaît que les observateurs ne peuvent saisir la nature des phénomènes. Il est du reste si vrai que la science humaine n'a pas encore vu une parcelle alimentaire se transformer véritablement en chyle, que les physiologistes sont partagés en deux camps, qui soutiennent les uns que l'absorption se fait par les chylifères et l'autre par les veines. Or, puisque cette longue querelle n'a pas encore été terminée, elle prouve que chacun de ces partis a d'excellentes raisons pour nier l'introduction des produits de la digestion par un de ces deux ordres de vaisseaux, et nous pouvons les mettre d'accord en acceptant leur double négation au profit de notre hypothèse nouvelle.

Dans les vaisseaux chylifères, qui sont capillaires dès leur origine, et dont par conséquent l'action ne peut être déterminée que par hypothèse, il se passe ce que nous voyons arriver aussi dans les capillaires sanguins et dans les vaisseaux exhalants. Un liquide se présente dans ces canaux microscopiques et à un point donné, sans transition, avec la rapidité du coup de balancier qui frappe une médaille, selon l'énergique comparaison d'Adelon ; on trouve un autre liquide, analogue il est vrai, mais enfin *autre*. Nous voyons, nous, une destruction et une création là où les physiologistes assimilateurs voient une transformation. Le fait est que ni les uns ni les autres, nous ne voyons rien, nous supposons, et voilà tout. Il en est ainsi des physiciens se querellant sur la théorie de la lumière ; les uns voient dans tous les phénomènes une émission de rayons, les autres y voient des ondulations d'un fluide. Il s'agit de savoir quelle hypothèse explique les faits le plus facilement, Descartes, d'un côté, Newton, de l'autre, comme précédemment Copernic contre Ptolémée, comme actuellement Hahnemann contre Galien.

Vous apaiserez le sentiment de la faim, vous satisferez positivement aux besoins de l'estomac, en avalant une substance quelconque, même la moins assimilable, telle que de l'argile, par exemple. Les sauvages de l'Amérique du Sud et les guerriers de l'Abyssinie ont recours à ce moyen de tromper la faim. Que de fois M. Dabbadie n'a-t-il pas eu pour souper, après de longues journées de combat, de la terre tamisée et délayée dans le creux de son bouclier par ses écuyers Amhariques ou Tigréens ! Eh bien, il nous a certifié que, pendant plusieurs jours, il pouvait encore agir, monter à cheval, et se battre avec un pareil ordinaire. Dira-t-on que l'alumine s'est transformée et a coulé dans les vaisseaux chylifères pour aller réparer les éléments épuisés du sang ? Non, on n'oserait affirmer une absurdité aussi palpable ; on se contentera de nous dire que cette alimentation ne pourrait être prolongée longtemps, sans amener l'émaciation et la mort. Mais cette réponse n'en est pas une. Elle est trop en dehors de la question qui nous occupe, pour que nous fassions à nos lecteurs l'injure de la combattre sérieusement dans leur esprit.

Tous les journaux ont rapporté les circonstances extraordinaires qui ont accompagné la mort d'un planteur javanais atteint de polysarcie, qui est mort à Batavia vers la fin d'octobre de l'année 185.. Ce malheureux est mort positivement étouffé par la graisse. Il pesait plus de trois cents kilos au moment de sa mort. La force créatrice avait acquis chez lui une telle puissance, que, malgré la vie la plus active, rien ne put empêcher le développement excessif du tissu adipeux. Dans l'avant-dernier mois de sa vie, il gagna en poids treize kilogrammes, et vingt et un pendant le dernier, beaucoup plus que les aliments solides qu'il prenait. Car, pour comble de disgrâce, le malheureux était riche, et toutes les ressources de l'art lui furent prodiguées, c'est-à-dire qu'au lieu de le laisser mourir en paix, on le tortura jusqu'au dernier moment. Convaincus que les aliments produisent la chair, les allopathes étaient là exigeant une diète sévère ; les saignées étaient fréquemment répétées. L'exercice était imposé, et pendant ce temps-là l'irrésistible production graisseuse continuait et finit par produire une véritable asphyxie par suffocation.

Depuis quinze ans, M. Boussingault multiplie les expériences et épuise sa patience d'observateur pour savoir si l'azote de l'air est absorbé ou non dans l'acte de la végétation. On conçoit que les plantes créant l'azote de toutes pièces par la force vitale qui est en elle, les manipulations du chimiste se trouvent à tout instant aboutir aux résultats les plus contradictoires. Plus l'expérimentateur est rigoureux dans les conditions de ses essais, et plus ces contradictions sont manifestes. M. Boussingault tient ses végétaux sous une cloche et plante leurs graines dans du sable siliceux ou de la ponce pulvérisée et calcinée, pour mieux les débarrasser de toute substance azotée. L'air qu'il introduit sous sa cloche traverse une couche liquide pour se débarrasser de toute impureté et de poussière. Quelquefois il fait vivre et développer la plante dans ces conditions austères ; d'autres fois il lui donne des engrais solides. Eh bien, avec toutes ces précautions M. Boussingault affirmait en 1838, que ses élèves absorbaient l'azote de l'air. Cette découverte fit grand bruit et le mena à l'Académie. Aujourd'hui, après des observations non moins consciencieuses, M. Boussingault jure ses grands dieux que l'assimilation est une chimère, et il nie avec acharnement avoir fait, en 1838, la découverte qu'on lui attribue. Il faut voir dans les quatorzième, quinzième et dix-neuvième livraisons du *Cosmos* de 1854 les tribulations du pauvre savant, dont le crime est d'avoir trop bien vu, qui ne sait comment s'expliquer des faits qui sortent de la sphère de ses balances et de ses réactifs, et la joie féroce de ses concurrents en chimie enchantés de trouver un pareil maître en contradiction avec lui-même. Quant à nous, ces débats dont la clef nous est connue, nous font sourire et nous rappellent involontairement la tour de Babel et la confusion des langues. Nous nous imaginons voir dans cette fameuse tour la figure de quelque colosse scientifique semblable aux académies modernes, et que Dieu prélude dès à présent à la destruction de nos corps savants par les mêmes moyens qu'il employa jadis à Babylone. *Amen.*

L'essence cachée du phénomène mystérieux de la sécrétion (1) est aussi pour nous une opération créatrice de notre force vitale.

(1) Les organes sécréteurs peuvent se réduire à trois formes principales, allant de la plus simple à la plus composée.

1° Les vaisseaux exhalants, qui ne sont autre chose que la terminaison capillaire des artères, et qui émettent des produits différents, selon qu'ils aboutissent à la surface de la peau, des membranes muqueuses, séreuses, ou synoviales, dans le tissu cellulaire, les cavités des os, ou la chambre antérieure de l'œil.

2° Dans la sécrétion folliculaire les produits exhalants sont recueillis dans un petit sac, logé dans la membrane sur laquelle il s'ouvre par un col un peu rétréci. Ce petit réservoir nommé crypte est tapissé par un repli très mince de la membrane qui le contient, et son tissu propre doit être contractile et musculeux pour expulser, quand il le faut, le liquide déposé dans son intérieur. Cet ordre de sécrétions est propre à la peau et aux membranes muqueuses. C'est à elle que l'on doit tous les mucus, le fluide sébacé, le cérumen.

3° Les glandes agents par excellence de la sécrétion, sont des organes parenchymateux, dans lesquels un système probablement très semblable à celui que nous venons de décrire, produit le liquide spécial à chacune d'elles. Toutes les glandes, même les plus simples comme les mammaires, les salivaires, et le pancréas ont un canal excréteur chargé

Telle est l'énumération et la réfutation des principales opinions des anciens physiologistes. Toutes les hypothèses matérialistes imaginables ont été passées en revue, et toutes se sont trouvées impuissantes pour expliquer les actes mystérieux qui se passent dans le système capillaire des glandes. Le sang arrive aux tubes infiniment petits qui constituent ce système, et dans un point indivisible il cesse d'être du sang, et le liquide qui coule dans les vaisseaux qui font suite à ceux qui l'ont amené, offre d'autres qualités physiques et chimiques ; il présente un autre aspect, il est composé d'autres éléments ; il a des propriétés spécifiques toutes différentes et quelquefois très extraordinaires. Le système capillaire lui-même, en contenant un liquide différent, prend aussi un autre nom. A partir de ce point indivisible où apparaît l'humeur sécrétée, les physiologistes appellent exhalants ou afférents les vaisseaux capillaires. Mais ce mot nouveau, n'est lui-même qu'une derrière illusion, que les explicateurs de la matière veulent se faire. Ce mot constate la métamorphose inouïe que le sang vient de subir et ne l'explique pas. Et ce qu'il y a de singulier et d'heureux dans cet exposé scrupuleux des phénomènes de la sécrétion, c'est que les physiologistes qui constatent la fausseté des hypothèses

d'exporter leurs produits au dehors. Mais les plus complètes, telles que le rein, le testicule et le foie, ont en outre un canal afférent chargé d'apporter le liquide spécial à un réservoir. Celui-ci est une poche membraneuse, probablement de nature musculaire, puisqu'elle est contractile et expulse de temps en temps le liquide qu'elle tient en réserve par le canal efférent chargé de cette fonction.

Les glandes sont nommées granuleuses, quand elles sont formées de lobules divisibles dans leurs éléments rudimentaires, et nommés grains glanduleux. Ces glandes sont en général les plus simples comme les mammaires, les salivaires, les lacrymales et le pancréas.

Les glandes conglobées sont bien pourvues des mêmes grains glanduleux, mais identifiés les uns avec les autres, et ne pouvant se séparer sans déchirement. C'est ce qui arrive au foie et aux reins.

Les glandes pulpeuses, très souples comme les testicules et les ovaires, ne présentent plus de lobules dans leur tissu.

inventées pour les expliquer, sont eux-mêmes déses-
pérés de leur impuissance, et nous font part avec
consternation de leur désappointement et de leur
regret.

Chaque organe sécréteur, dit Adelon, par une
action vitale sur le sang, le transforme en son
humeur propre, dans un lieu indivisible et dans un
espace de temps inappréciable. Semblable au coin
monétaire qui frappe une empreinte significative
sur une rondelle de métal, la ligne idéale, qui
sépare le capillaire artériel du capillaire exhalant,
transforme en un clin d'œil le sang en urine, en
sperme, en salive, en larmes, en bile, en suc pancréatique, etc. Oui, M. Adelon, cette fonction est
instantanée, comme le frappage d'une médaille,
mais elle est plus merveilleuse encore, Il faudrait,
pour s'en faire une idée, regarder le corps humain
comme un atelier dans lequel serait contenu de
nombreux appareils monétaires, alimentés par un
seul et unique métal, et qui cependant, par le seul
effet de la percussion, donneraient des médailles de
cuivre, de plomb, de bronze, d'or, d'étain, de
bismuth, de platine, d'argent, etc. ; car n'oublions
pas que ce n'est pas seulement dans son aspect
extérieur que le sang est changé, mais bien dans
son essence intime, dans ses éléments constituants,
qui ne se retrouvent pas tous dans les humeurs
sécrétées, et d'autre part celles-ci contiennent des
éléments qui ne sont pas dans le sang, tels que le
soufre, la silice, le fluor dans la bile et dans l'urine.

Il faudrait être bien aveugle pour ne pas voir,
dans les actes mystérieux qui se passent dans le
tissu infinitésimal des organes, de véritables actions
créatrices. Le sang a disparu, un autre liquide le
remplace. Que s'est-il passé ? Une destruction du
sang, une création de l'humeur nouvelle. Il s'est
passé sur cet étroit théâtre ce qui a eu lieu à
l'origine du monde et ce qui aura lieu à sa dissolu-
tion. La matière est sortie de l'esprit et s'y est
anéantie. Car heureusement la matière n'est point
éternelle, ce qui la placerait sur un pied d'égalité
avec l'essence divine, ce qui ferait une dualité de
l'univers. La matière n'est qu'une manifestation de
l'esprit, bornée, contingente et périssable.

Qu'on nous pardonne cette digression métaphysique. Il est impossible de creuser ces questions
physiologiques sans y rencontrer ces abîmes qui
aboutissent à l'infini. Il y aurait faiblesse à reculer
devant des déductions aussi légitimes des matières
que nous traitons.

Notons, en passant, que tous les grands phénomènes vitaux se passent dans le parenchyme des
organes, dans les vaisseaux capillaires, où tout est
mystère. C'est par les infiniment petits, que la
nature se plaît à opérer toutes ses opérations
secrètes, toutes ses créations. Où apparaît le chyle ?
Dans les origines capillaires des vaisseaux chylifères. Où se fait la transformation du sang veineux
en sang artériel, et celle du sang artériel en sang
veineux ? Dans les capillaires sanguins du poumon
d'une part et de tout le corps de l'autre. Où se font
les créations des humeurs nécessaires au jeu de nos
organes ? Dans un espace indivisible qui se trouve
entre les dernières artérioles et les vaisseaux exhalants sur une ligne idéale qui divise deux infiniment petits. C'est aux portes du néant que surgit
la puissance des puissances, qu'apparaît dans toute
sa majesté la force créatrice du souverain des
mondes.

Et l'on s'étonne que nous autres, homœopathes,
nous ayons confiance dans nos infiniment petits
que le génie de Hahnemann a confiés à nos mains !
Ne devons-nous pas au contraire voir dans ces
infinitésimaux le levier unique qui puisse agir sur
ces fibres infinitésimales, qui sont les dépositaires
de toutes les forces vitales, le siège de toutes les
fonctions. Il faudrait fermer les yeux à l'évidence ;
il faudrait méconnaître toutes les leçons qui ressor-
tent de l'étude de la physiologie pour douter de
l'action de nos petites doses, si bien appropriées à
l'œuvre que nous attendons d'elles.


### Post-face.


Stahl et tous les esprits supérieurs se sont élevés
contre la manie d'identifier l'art de guérir avec la
connaissance des fibres les plus tenues du corps
humain. L'anatomiste, disent-ils, perdu dans la
nomenclature des ramifications artérielles, vei-

neuses, lymphatiques et nerveuses, doit se limiter à cette connaissance et s'en faire une spécialité. Ses facultés rétrécies par une étude purement descriptive perdent la faculté de s'élever aux considérations élevées qui dominent les phénomènes de la santé et de la maladie. Toutes ses connaissances locales n'ont plus d'application que pour la pratique de la chirurgie.

Que diriez-vous d'un homme d'Etat qui, au lieu d'étudier les grandes manifestations de l'activité humaine sur la terre, passerait ses jours et ses nuits à étudier tous les faits de la géographie physique, les noms de toutes les dentelures des rivages, des baies, des criques, des havres, des ports, le cours exact de toutes les rivières et l'énumération des moindres ruisseaux qui viennent les alimenter, la hauteur de toutes les montagnes et la nature géologique de tous les terrains ? Certes, cet homme pourrait faire un savant très estimable, mais il n'aurait pas suivi la méthode qui a formé Richelieu, Pitt, Charles-Quint et Napoléon. Ceux-ci se contentaient de savoir les grandes divisions de la géographie de leur temps, et cela leur suffisait pour changer la face de leur pays et celle du monde.

Maintenant ceux de nos lecteurs qui plus tard voudront se perfectionner dans la topographie des organes, pourront se procurer et étudier des traités spéciaux. Mais ils feront bien de laisser un long intervalle avant d'aborder ce nouveau travail. Alors leur esprit habitué à une vue large et compréhensive des phénomènes vitaux, ne risquera plus de se perdre dans les minuties des traités scholastiques rédigés avec un art perfide, pour égarer l'étudiant dans le dédale des faits, pour l'abrutir par des efforts énervants de mémoire et l'empêcher d'exercer son jugement sous l'inspiration de la science.

Un travail néanmoins que nous ne désapprouvons nullement, c'est une étude attentive du squelette humain. On pourra aussi faire ouvrir sous ses yeux par un boucher quelques-uns des animaux qu'il abat pour y étudier la position des viscères contenues dans le thorax et l'abdomen, et qui offre des analogies remarquables avec ceux de l'espèce humaine.

Quant à ceux qui auront l'occasion de disséquer, qu'ils aient le soin d'embaumer les cadavres par une injection d'un sel désinfectant dans le système vasculaire. Les vieux professeurs, en forçant les étudiants à se saturer encore des miasmes meurtriers des amphithéâtres, malgré les conquêtes de la science moderne, faisaient sans doute un calcul adroit en décimant cette jeunesse studieuse, qui versait chaque année au milieu d'eux de redoutables concurrents. Mais si, d'un côté, les fléaux causés par l'allopathie peuvent faire considérer comme un bien relatif la mortalité effrayante qui frappe ses praticiens, et si l'on peut regarder la brièveté de leurs jours comme une juste compensation des maux qu'ils répandent autour d'eux, on doit, d'un autre côté, regarder comme précieuse entre toutes la vie des homœopathes, puisque chacun d'eux peut doubler et tripler en dix ans la durée moyenne de la vie de tous ceux qui auront recours à ses soins.

Docteur MURE.

## INDICATIONS BIBLIOGRAPHIQUES.

Ceux qui s'intéressent aux théories exposées par le docteur Mure, feront bien de lire les ouvrages médicaux du docteur **Adrien PELADAN fils**, savoir :

*Traitement homœopathique de la spermatorrhée, de la prostatorrhée, de l'hypersécrétion des glandes vulvovaginales, des pollutions chez la femme et des diverses formes de ces affections,* 1869. grand in-8° de 98 pages (il ne reste qu'un très petit nombre d'exemplaires de ce livre, non mis dans le commerce, et qu'on ne trouve que chez l'auteur, rue de la Vierge, 10, à Nimes (Gard). Prix franco: **3 francs.**

*L'homœopathe des familles et des médecins :* recueil d'études sur la médecine homœopathique, la triple symétrie de l'organisme humain, la polarité thérapeutique et la pharmacotaxie, contenant la quintessence des polychrestes. 1875. in-8° de IV-380 pages. *Épuisé et devenu rare.*

*Traitement héroïque de la gravelle au moyen de médicaments spécifiques,* avec une figure. 1878. in-8° de 16 pages. Prix franco : **50 centimes,** chez l'auteur. *Presque épuisé.*

Les deux volumes suivants sont sous presse :

*Anatomie homœologique.* Etudes sur la triple symétrie de l'organisme humain et spécialement sur la symétrie bipolaire des organes splanchniques, in-8°.

*Anatomie homœologique.* Etude sur l'homœologie des membres pelviens et des membres thoraciques de l'homme, suivant la théorie du pouce binaire et homœologue des deux derniers orteils, suivie de la réfutation de l'hypothèse de Ch. Martins, sur la torsion de l'humérus et des conséquences qu'on a prétendu en tirer pour étayer le darwinisme; in-8°.

## Note additionnelle
## sur les sensations internes.

On compte habituellement cinq sens : le toucher, le goût, l'odorat, l'ouïe et la vue. — Nous croyons que l'on devrait en ajouter deux autres : le sens interne ou ganglionnaire, qui nous révèle les modifications profondes des organes, et le sens de la génération, qui, dans le moment de l'orgasme vénérien, produit une sensation *sui generis* distincte de toutes les autres.

Ainsi nous aurions le chiffre sept, dont la signification mystérieuse ne doit pas être négligée dans une matière qui tient de si près aux plus hautes questions de la métaphysique.

Les sensations qui affectent les ganglions nerveux du nerf trisplanchnique offrent des caractères particuliers bien différents de ceux de tous les autres sens. Une douleur d'estomac, des coliques, ne peuvent être rapportées à aucun des sens externes. Elles sont bien différentes des douleurs, des déchirements ou des piqûres de la peau. Elles ont quelque chose de grave qui semble menacer directement le principe de la vie. C'est ce que l'on voit dans les étranglements intestinaux et certaines névralgies gastriques. Ce malaise profond et indéfinissable que l'on ressent pendant l'incubation des maladies, les angoisses du choléra et de la fièvre typhoïde, en dépendent également. Les terribles conséquences du chatouillement, quoique le toucher en soit le point de départ, doivent être certainement rapportées au sens ganglionnaire.

Les jouissances vénériennes, surtout chez la femme, doivent être rapportées au même ordre de sensations.

Les fonctions du système ganglionnaire ont un caractère bien différent de celui des autres nerfs. Le grand sympathique se distribue principalement aux principaux viscères contenus dans le thorax et l'abdomen et préside aux actes intimes dont ils sont le théâtre. Mais par une disposition profonde, ce domaine, à part du système nerveux, est soustrait à l'action cérébrale directe et ne communique avec le cerveau que par des ramifications tenues, qui traversent des ganglions, espèces de réservoirs du fluide vital, qui interrompent, on peut le dire, l'influx de la volonté et deviennent eux-mêmes des centres secondaires ou, comme on l'a dit, de petits cerveaux répandus dans les grandes cavités, au-devant de la colonne vertébrale. On conçoit par là pourquoi les secrétions et la circulation s'opèrent sans concours actif de notre part. Si nous pouvons suspendre, même momentanément, l'acte respiratoire et les excrétions, c'est que des nerfs partis directement du cerveau viennent s'anastomoser dans les filets ganglionnaires pour corriger, par une intervention partielle de notre activité vitale, les inconvénients que présenterait leur indépendance absolue.

Ce sujet a été supérieurement traité par Mure-Latour, le plus hardi penseur de notre siècle, et qui planait dans l'Ether intellectuel aussi haut, au-dessus des Fichte, des Jacobi, des Schelling et des Hégel, que le condor des Andes quand, dépassant les sommets de Chimboraço et de l'Illomani, il a perdu de vue depuis longtemps les timides habitants des plaines, et cela à une époque où Hégel déclarait avec aplomb que la France avait perdu le sens métaphysique et ne possédait aucune tête organisée pour s'occuper de matière transcendentales. Pauvres aveugles, qui avaient eu Mesmer à côté d'eux sans se douter de sa valeur, et qui bâtissaient de petits systèmes de médecine, pendant que l'intelligence géante de Hahnemann mettait la dernière main à sa grande œuvre ! Petits esprits pleins d'eux-mêmes, qui auraient trouvé, s'ils l'eussent cherché dans notre pays, trois cerveaux bien autrement vastes que les leurs, ceux de Jacotot, de Mure Latour et de Lebailly-Grainville !

## Tableaux homolœogiques.

Pour terminer ce résumé d'anatomie, nous présentons à la méditation des lecteurs les tableaux suivants de la symétrie bipolaire dans le corps humain, d'après Wilder, Foltz, Peladan, etc.

1° Dualité polaire du corps humain.

*Pôle inférieur.* — Anus. — Orifice uro-génital. — Gros intestin. — Cœcum. — Iléon. — Rate et pancréas.

*Pôle supérieur.* — Orifice nasal. — Bouche. — Œsophage. — Estomac. — Jéjunum. — Foie.

2° Symétrie bipolaire des organes uro-génitaux et des organes respiratoires.

*Appareil génito urinaire.* — Reins. — Uretère. — Vessie et urèthre. — Matrice ou prostate. — Ovaires ou testicules. — Capsules surrénales. — Clitoris ou verge et gland.

*Appareil voco respiratoire.* — Poumons. — Bronches. — Trachée-artère. — Larynx. — Corps thyroïde. — Thymus. — Langue.

3° Tableau de l'homœologie de l'appareil génital dans les deux sexes.

*Organes femelles.* — Zône externe. — Grandes lèvres. — Clitoris. — Canal vagino-vulvaire. —

Vestibule. — Petites lèvres ou nymphes. — Bulbe du vagin. — Glandes de la vulve. — Glandes bulbo-vulvaires de Bartholin.

*Organes mâles.* — Zône externe. — Scrotum. — Verge et gland. — Canal de l'urèthre. — Portion bulbo-spongieuse de l'urèthre — Prépuce. — Bulbe de l'urèthre. — Glandes de l'urèthre. — Glandes bulbo-uréthrales de Cowper.

Zône intermédiaire. — Vagin. — Portion membraneuse de l'urèthre.

Zône interne. — Ovaires ou *textes muliebres.* — Trompes de Fallope. — Corps de l'utérus avec les glandes de sa muqueuse et sa richesse musculaire. — Col utérus, conique et entouré de son agglomération glandulaire. — Col utérin. — Testicules. — Canaux déférents. — Extrémité inférieure des canaux déférents et vésicules séminales. — Canaux éjaculateurs, entourés par la prostate et s'ouvrant sur le vérumontanum. — Portion prostatique de l'urèthre.

Ceux qui étudient l'homœopathie doivent apprendre ces tableaux par cœur, car tout médicament qui agit sur un organe agit d'une façon semblable sur l'organe homœologue de l'autre pôle ou de l'autre sexe. Cette loi a été découverte par le docteur Adrien PELADAN fils. On en trouvera les preuves dans les ouvrages cités plus haut.

Pour bien comprendre les doctrines de Mure, il faut lire l'ouvrage suivant :

**Mure** (B.). **Doctrine de l'école de Rio-Janeiro**, et Pathogénésie brésilienne, contenant une exposition méthodique de l'homœopathie, la loi fondamentale du dynamisme vital, la théorie des doses et des maladies chroniques, les machines pharmaceutiques, l'algèbre symptomatologique, etc., Paris, 1840, in-12, LX-368 pages et 37 figures. Ce livre est envoyé *franco* par la poste à toute personne qui le demande, en envoyant un mandat de 6 fr. à la librairie J.-B. Baillière et fils, rue Hautefeuille 19, près du boulevard Saint-Germain, à Paris.

FIN.

Nimes, typ. Clavel-Ballivet et C°, rue Pradier, 12.

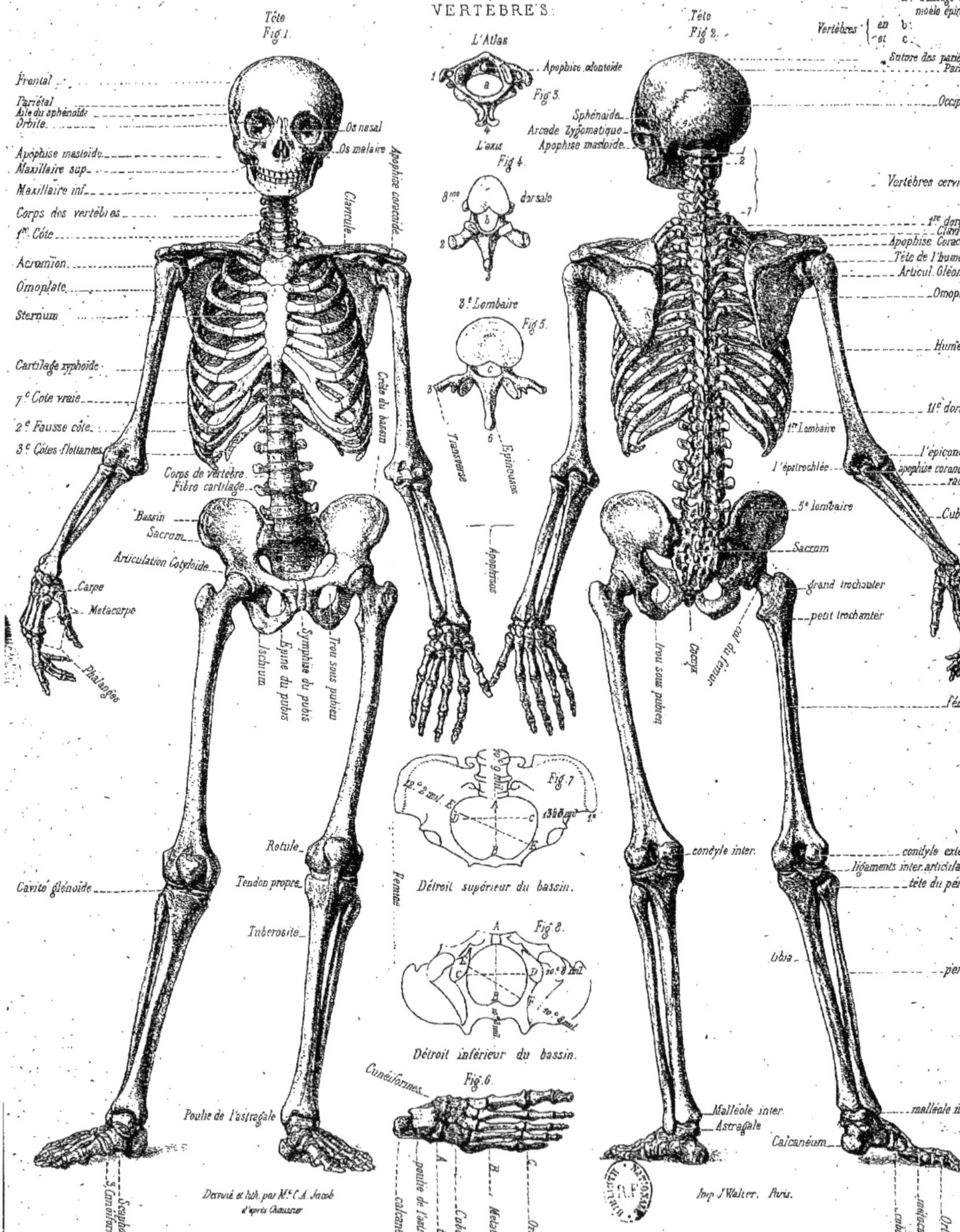
VERTÈBRES
Tête Fig. 1.
Frontal
Pariétal
Aile du sphénoïde
Orbite
Apophise mastoïde
Maxillaire sup.
Maxillaire inf.
Corps des vertèbres
1re Côte
Acromion
Omoplate
Sternum
Cartilage xyphoïde
7e Côte vraie
2e Fausse côte
3e Côtes flottantes
Corps de vertèbre
Fibro cartilage
Bassin
Sacrum
Articulation Cotyloïde
Carpe
Métacarpe
Phalanges
Cavité glénoïde
Os nasal
Os malaire
Clavicule
Apophise coracoïde
Crète du bassin
Symphise du pubis
Épine du pubis
Ischium
Trou sous pubien
Rotule
Tendon propre
Tuberosité
Fémur
Poulie de l'astragale
Scaphoïde
3 Cunéiformes
L'Atlas
Apophise odontoïde
1
a
4
L'axis Fig 3.
8me dorsale Fig 4.
b
2
3e Lombaire Fig 5.
c
3
6
Transverse
Épineuses
Apophyses
Détroit supérieur du bassin.
Fig. 7
Fig. 8.
Détroit inférieur du bassin.
Cunéiformes
Fig. 6.
poulie de l'astragale
calcanéum
tarse
Cuboïde
Métatarse
Orteils
Sphénoïde
Arcade Zygomatique
Apophise mastoïde
Tête Fig 2.
7
1er Lombaire
l'épitrochlée
5e lombaire
Sacrum
grand trochanter
petit trochanter
Coccyx
col du fémur
trou sous pubien
condyle inter.
Malléole inter.
Astragale
Calcanéum
a. Passage de la moèle épinière
Vertèbres en b. et c.
Suture des pariétaux
Pariétal
Occipital
Vertèbres cervicales
1re dorsale
Clavicule
Apophise Coracoïde
Tête de l'humerus
Articul. Gléno.
Omoplate
Humerus
11e dorsale
l'épicondyle
apophise coranoïde
radius
Cubitus
fémur
condyle exter.
ligaments inter. articulaires
tête du péroné
tibia
péroné
malléole externe
cuboïde
métacarpe
Orteils
Dessiné et lith. par Mr C. A. Jacob
d'après Chausseur
Imp J. Walter, Paris.

# MYOLOGIE.

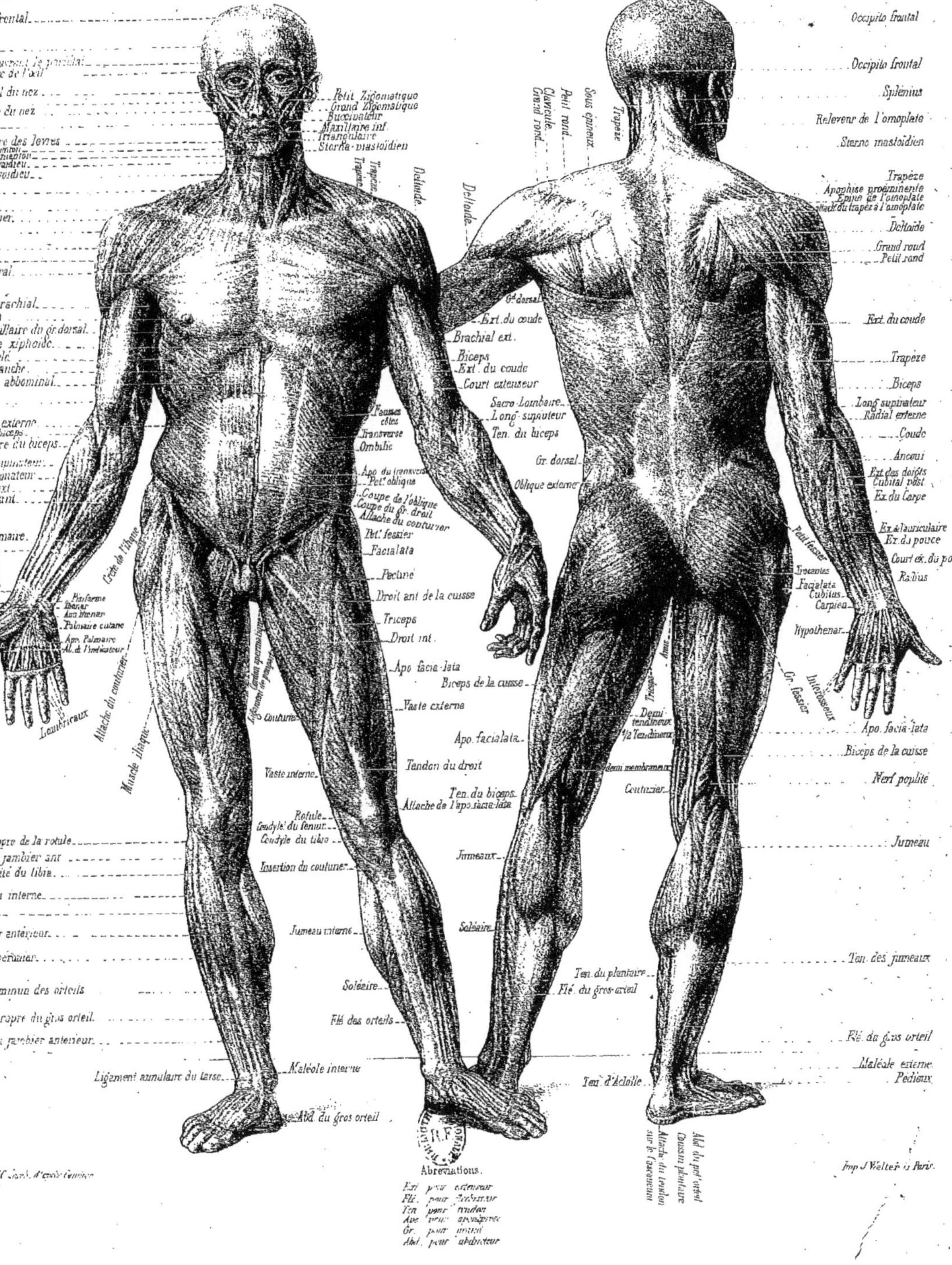



Abreviations.

Ext. pour extenseur
Fl. pour fléchisseur
Ten. pour tendon
Apo. pour aponévrose
Gr. pour grand
Abd. pour abducteur

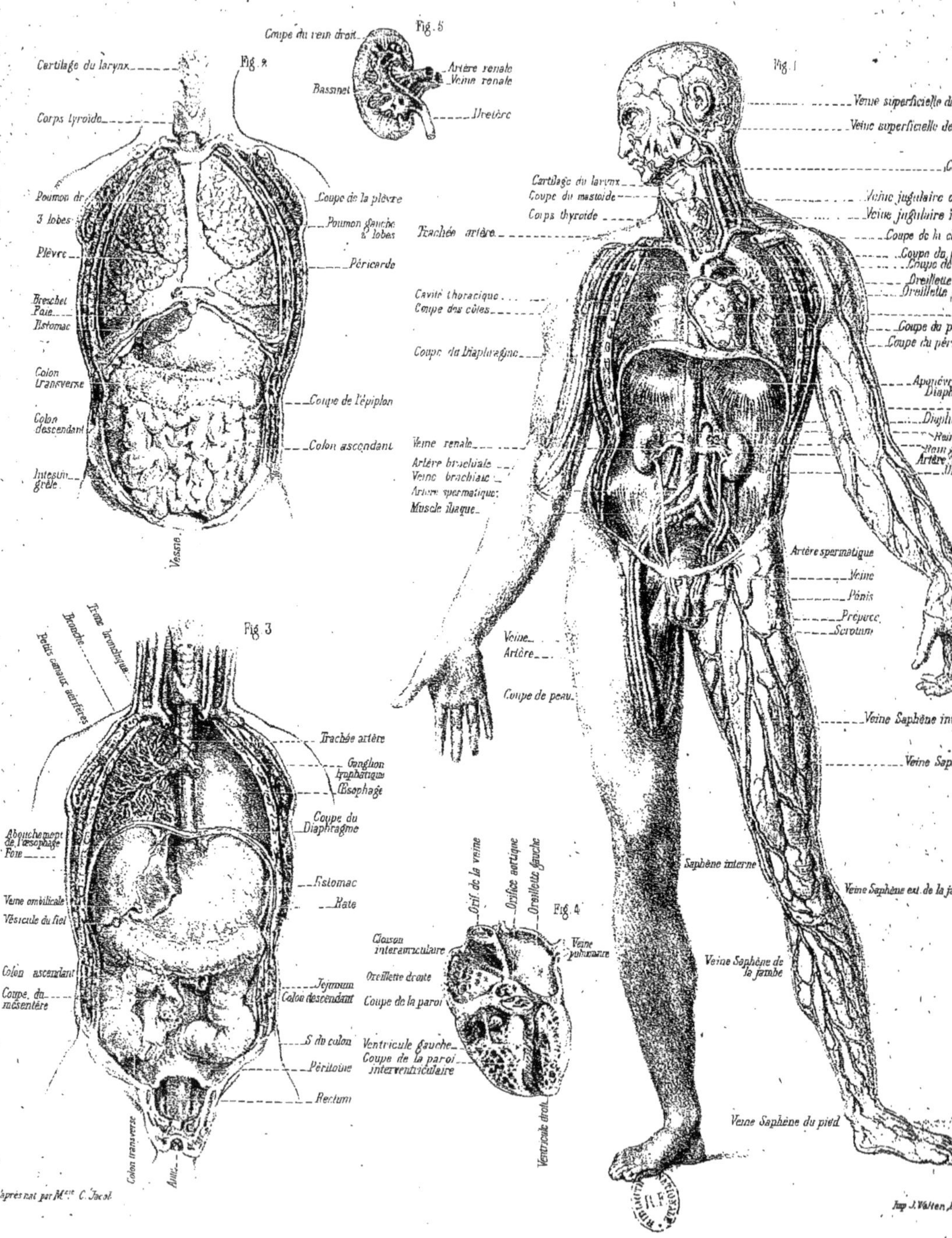

Fig. 5
Coupe du rein droit
Bassinet
Artère renale
Veine renale
Uretère

Fig. 2
Cartilage du larynx
Corps thyroïde
Poumon dr.
3 lobes
Plèvre
Breschet
Foie
Estomac
Colon transverse
Colon descendant
Intestin grêle
Vessie
Coupe de la plèvre
Poumon gauche
2 lobes
Péricarde
Coupe de l'épiploon
Colon ascendant

Fig. 1
Veine superficielle du
Veine superficielle de
Cartilage du larynx
Coupe du mastoïde
Corps thyroïde
Trachée artère
Cavité thoracique
Coupe des côtes
Coupe du Diaphragme
Veine renale
Artère brachiale
Veine brachiale
Artère spermatique
Muscle iliaque
Veine
Artère
Coupe de peau
Veine jugulaire
Veine jugulaire
Coupe de la clav.
Coupe du p.
Coupe de
Oreillette
Oreillette
Coupe du p.
Coupe du péri
Aponévr
Diaph
Diaph
Rein
Rein g
Artère
Artère spermatique
Veine
Pénis
Prépuce
Scrotum
Saphène interne
Veine Saphène int
Veine Sap
Veine Saphène ext. de la ja
Veine Saphène de la jambe
Veine Saphène du pied

Fig. 3
Tronc bronchique
Bronche
Petits canaux aériens
Abouchement de l'œsophage
Foie
Veine ombilicale
Vésicule du fiel
Colon ascendant
Coupe du mésentère
Colon transverse
Anus
Trachée artère
Ganglion lymphatique
Œsophage
Coupe du Diaphragme
Estomac
Rate
Jejunum
Colon descendant
S du colon
Péritoine
Rectum

Fig. 4
Orif de la veine
Orifice aortique
Oreillette gauche
Cloison interauriculaire
Oreillette droite
Coupe de la paroi
Ventricule gauche
Coupe de la paroi interventriculaire
Veine pulmonaire
Ventricule droit

D'après nat par Mme C. Jacob
Imp. J. Valten

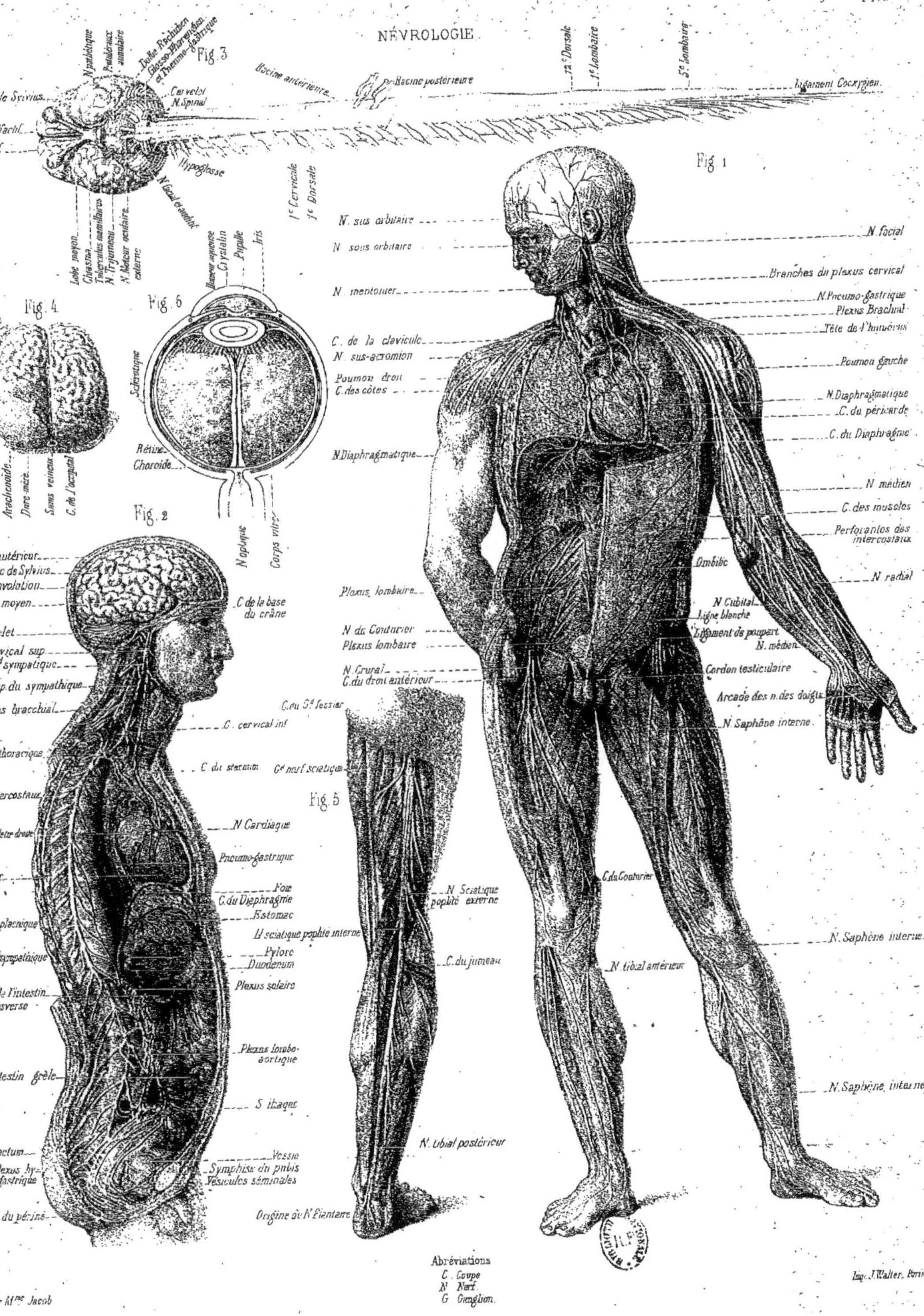

Pl. 3
Fig. 1
Fig. 2
Fig. 3
Fig. 4
Fig. 5
Fig. 6
Racine antérieure
Racine postérieure
1re Dorsale
1re Lombaire
5e Lombaire
Ligament Coccygien
1re Cervicale
1re Dorsale
Aqueduc de Sylvius
N. olfactif
Lobe Rochidien
Pneumo-gastrique
Glosso-Pharyngien
et Pneumo-gastrique
Hypoglosse
N. facial et auditif
Cervelet
N. Spinal
Lobe moyen
Chiasma
Tubercules mamillaires
N. Trijumeau
N. Moteur oculaire externe
Humeur aqueuse
Crystalin
Pupille
Iris
Sclérotique
Rétine
Choroïde
Nerf optique
Corps vitré
Arachnoïde
Dure-mère
Sinus veineux
C. de l'occipital
N. sus orbitaire
N. sous orbitaire
N. mentonier
C. de la clavicule
N. sus-acromion
Poumon droit
C. des côtes
N. Diaphragmatique
Plexus lombaire
N. du Couturier
Plexus lombaire
N. Crural
C. du droit antérieur
C. du Gd Sessiar
C. cervical inf
C. du sternum
Gd nerf sciatique
N. Cardiaque
Pneumo-gastrique
Foie
C. du Diaphragme
Estomac
H. sciatique poplité interne
Pylore
Duodenum
Plexus solaire
Plexus lombo-aortique
S iliaque
Vessie
Symphise du pubis
Vésicules séminales
Origine du N. Plantaire
N. facial
Branches du plexus cervical
N. Pneumo-gastrique
Plexus Brachial
Tête de l'humérus
Poumon gauche
N. Diaphragmatique
C. du péricarde
C. du Diaphragme
N. médian
C. des muscles
Perforantes des intercostaux
N. radial
Ombilic
N. Cubital
Ligne blanche
Ligament de poupart
N. médian
Cordon testiculaire
Arcade des n. des doigts
N. Saphène interne
C. du Couturier
N. Sciatique poplité externe
C. du jumeau
N. tibial antérieur
N. tibial postérieur
N. Saphène interne
N. Saphène interne
C. de la base du crâne
C. antérieur
Scissure de Sylvius
Circonvolution
Lobe moyen
Bulbe rachidien
N. cervical sup.
Gd sympathique
Gg. du sympathique
Plexus brachial
N. thoracique
N. intercostaux
Ventricule droit
N. splanchnique
Gd sympathique
N. de l'intestin transverse
Intestin grêle
Rectum
Plexus hypo-gastrique
N. du périné
Abréviations
C.  Coupe
N.  Nerf
G.  Ganglion
Imp. J. Walter, Paris
par Mme Jacob

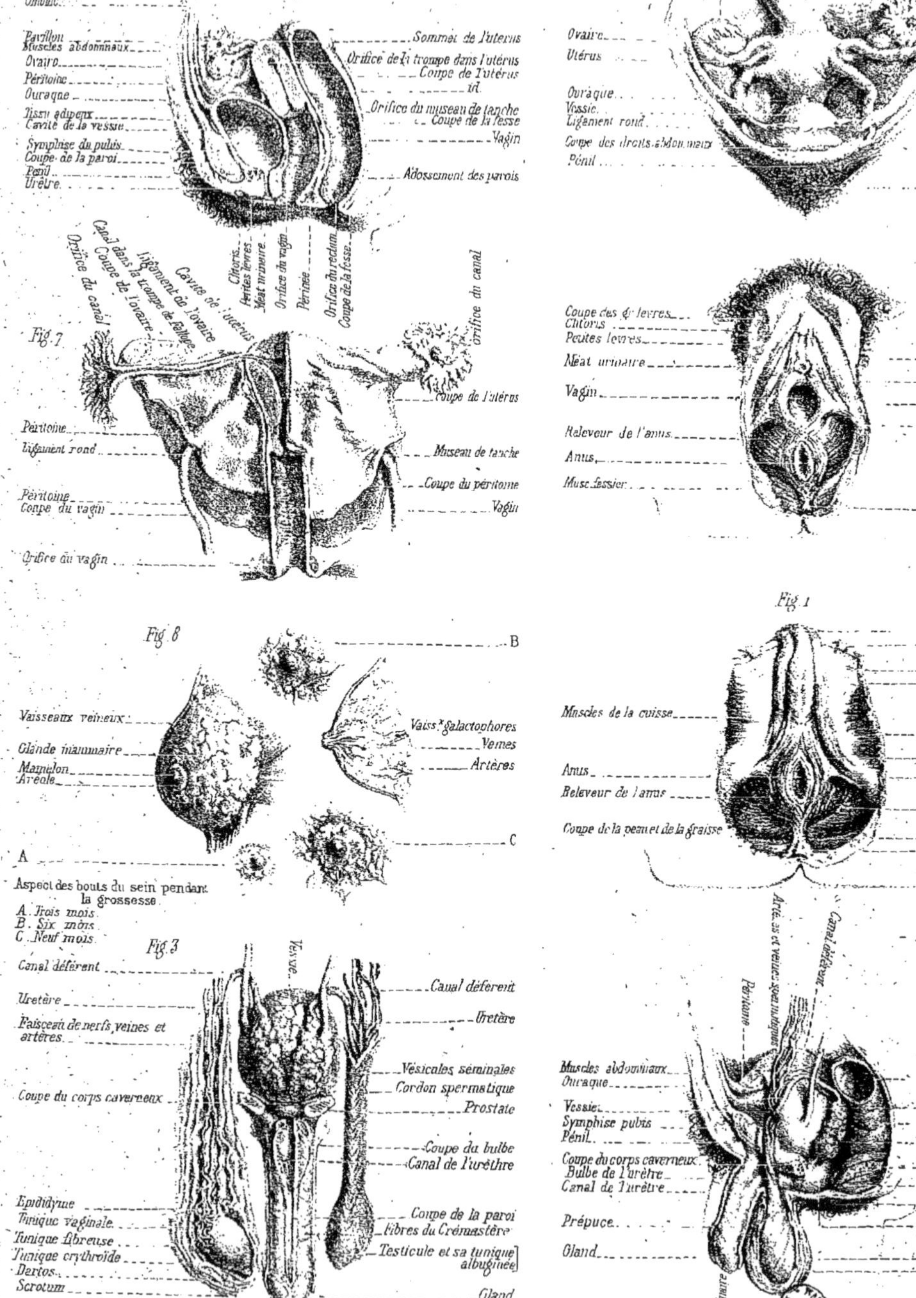

Fig 6
Ombilic
Pavillon
Muscles abdominaux
Ovaire
Péritoine
Ouraque
Tissu adipeux
Cavité de la vessie
Symphise du pubis
Coupe de la paroi
Pénil
Urètre
Sommet de l'utérus
Orifice de la trompe dans l'utérus
Coupe de l'utérus
id.
Orifice du museau de tanche
Coupe de la fesse
Vagin
Adossement des parois
Fig 4
Pavillon
Sommet de l'utérus
Rectum
Ovaire
Utérus
Ouraque
Vessie
Ligament rond
Coupe des droits abdominaux
Pénil
Orifice de la trompe
Cavité du
Ligament
Our
Fig 7
Cavité de l'ovaire
Ligament de l'ovaire
Canal dans la trompe de Fallope
Coupe de l'ovaire
Orifice du canal
Clitoris
Hentes lèvres
Meat urinaire
Orifice du vagin
Périnée
Orifice du rectum
Coupe de la fesse
Orifice du canal
Péritoine
Ligament rond
Coupe de l'utérus
Péritoine
Coupe du vagin
Museau de tanche
Coupe du péritoine
Orifice du vagin
Vagin
Fig 5
Coupe des grandes lèvres
Clitoris
Petites lèvres
Méat urinaire
Vagin
Releveur de l'anus
Anus
Muscle fessier
Ischio-clitori
Ischio-cavern
Constricteur du v
Isc
Co
Fig 8
B
Vaisseaux veineux
Glande mammaire
Mamelon
Aréole
A
Vaiss.x galactophores
Veines
Artères
C
Aspect des bouts du sein pendant
la grossesse
A. Trois mois
B. Six mois
C. Neuf mois
Fig 1
Urè
Cordon spermat.
Corps cavern
Bulbe de l'ur
Muscles de la cuisse
Anus
Releveur de l'anus
Coupe de la peau et de la graisse
Ischio-caver
Sphincter de l'a
Os-Isc
Ischio-coccy
Grand fess
Co
Fig 3
Canal déférent
Urètère
Faisceau de nerfs, veines et artères
Coupe du corps caverneux
Epididyme
Tunique vaginale
Tunique fibreuse
Tunique érythroïde
Dartos
Scrotum
Canal déférent
Urètère
Vésicules séminales
Cordon spermatique
Prostate
Coupe du bulbe
Canal de l'uréthre
Coupe de la paroi
Fibres du Crémastère
Testicule et sa tunique albuginée
Gland
Fig 2
Artères et veines spermatiques
Canal déférent
Péritoine
Muscles abdominaux
Ouraque
Vessie
Symphise pubis
Pénil
Coupe du corps caverneux
Bulbe de l'urètre
Canal de l'urètre
Prépuce
Gland
Coupe du rect
Urèt
Rect
Vésicule sémina
Sphincter rect
An
 Air
Prost
Envelopes du testic
tesuc
Dess. et lith. par Mme C. A. Jacob
Imp. J. Walter, Pa

www.ingramcontent.com/pod-product-compliance
Ingram Content Group UK Ltd.
Pitfield, Milton Keynes, MK11 3LW, UK
UKHW020041080726
13614UKWH00004B/1891